やめられない
ギャンブル地獄からの生還

帚木蓬生

集英社文庫

目次

ギャンブル地獄の手記

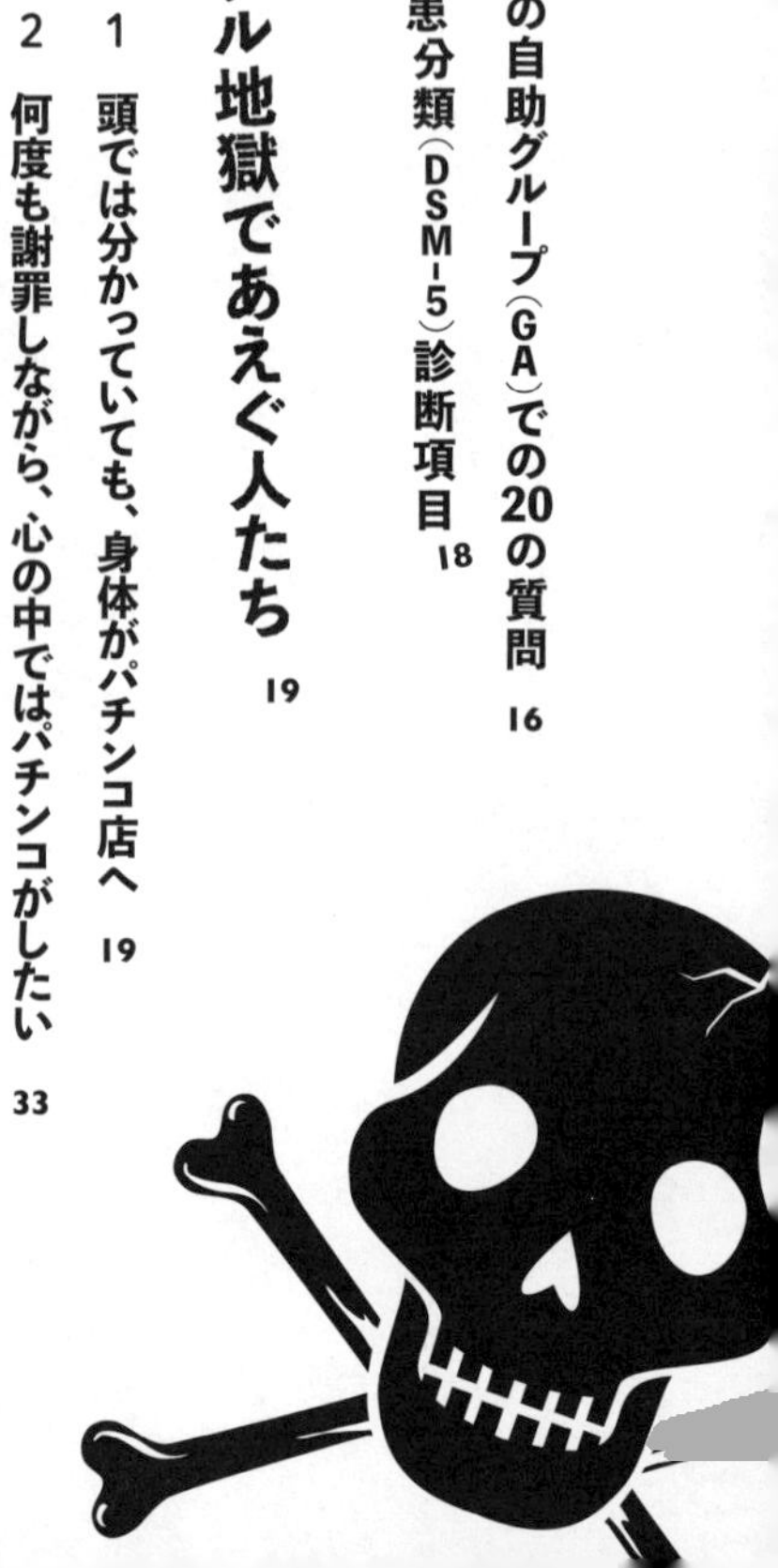

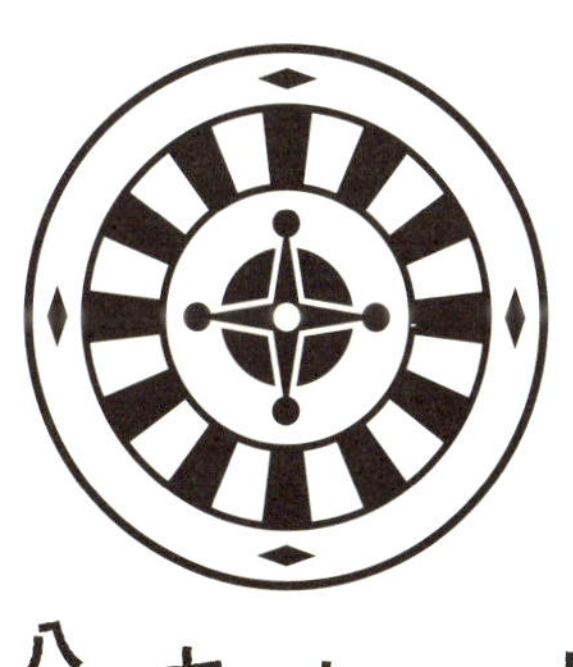

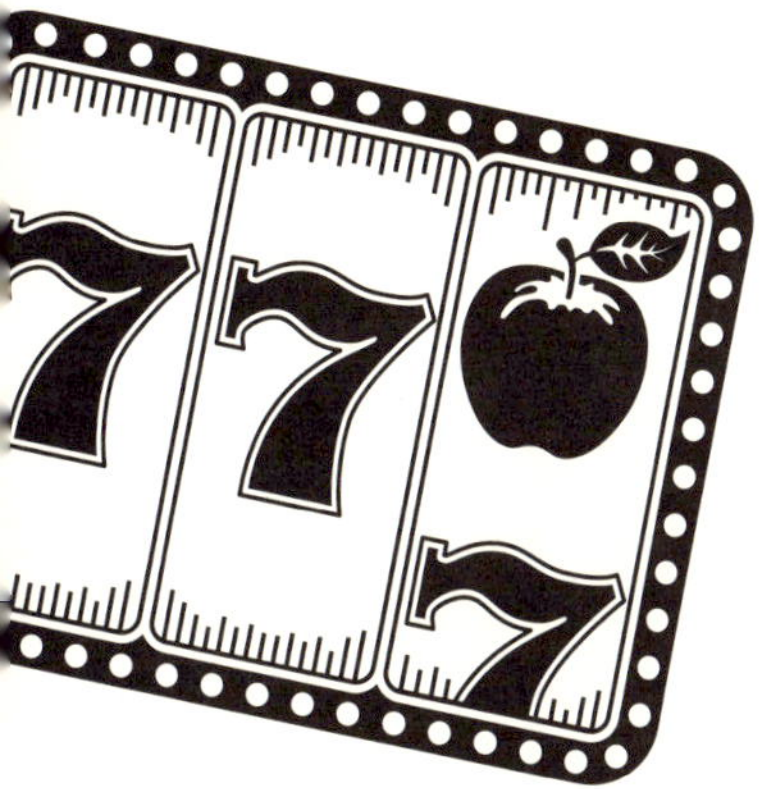

やめられない　ギャンブル地獄からの生還

はじめに

〝やめられない〟病気は多いものです。

私のメンタルクリニックを訪れる人たちを頭に浮かべてみても、アルコール、覚醒剤、シンナー、睡眠薬、頭痛薬、風邪薬、過食、ギャンブル、買い物、放火、万引、露出症、下着泥棒、セックス、アダルトビデオ、盗撮、それに最近はタバコも加わりました。

どうやら人間の脳は、同じことを無制限に続けていると、それにはまってしまう機能と構造をもっているようです。だからこそ人間は他の百獣から抜け出て、繁栄に至ったのかもしれません。

同じ〝やめられない〟でも、自分自身や社会に対して、たいした害を与えない物質や行為もあります。お茶や水、コーヒー、ジョギング、勉強や仕事などです。ただし、水を一日五リットルも十リットルも飲んでしまう水中毒になると、治療が必要になります。

放火や万引、盗撮、露出症、下着泥棒などは、犯罪として取り締まりの対象になっています。しかしこれも〝やめられなく〟なると、法律による締めつけも功を奏しません。

社会的地位のある人が何度も盗撮で捕まったり、まさかと思うような人が女子寮の入口で衣服の前をはだけたりして、新聞の社会面を賑わせます。その行為によって本人は一挙にメンツをつぶしてしまいます。

覚醒剤で有名人が何度も逮捕されるのは、もう周知の事実です。有罪判決を受け、刑に服してこりごりしたはずなのに、出所してしばらくすると、また同じ行為を繰り返すのです。〝やめられない〟の代表例でしょう。

このように、〝やめられない〟病気は数多くありますが、〝やめられない〟度合いの強さと本人の人生上の破滅は言うに及ばず、周囲の人々をとことん苦しめる点において、〝やめられない〟病気の最悪のものは、最近の精神医学の呼称で言えばギャンブル障害でしょう。ギャンブル障害は通常ギャンブル依存と呼ばれています。かつては強迫的ギャンブル、あるいは病的賭博、病的ギャンブリングとも称されていました。

学生であれば勉強は手につかなくなり、社会人なら仕事はそっちのけになります。中途退学、失職、転職が早晩待ち受けているのです。家庭をもったところで、家族よりもギャンブルが何より大切なので、家庭不和と離婚がやがてやってきます。両親のいさかいが絶えないため、子供はびくびくして育ち、将来の生きづらさをかかえるようになります。

社会的な信用は失われ、家族や親類からは忌み嫌われ軽蔑されます。そしてさらに悲惨なことには、そんなギャンブル地獄に転落するまでに、借金返済のために家族が甚大な出費をしてしまっているのです。何百万円というのはまだましなほうで、数千万円、中には一億円を超える例もあります。親の貯金や年金、田畑家屋敷がなくなっても、ギャンブルはやめられず、負債は残り、再び増え続けます。

それでいて当の本人はケロッとしていて、心身の病気になってしまうのは周囲の家族です。「お前、死んでくれ」と兄弟や親族から言われるのもこの病気です。

この〝やめられない〟ギャンブルには、説教も誓約書も一切役に立ちません。ましてこりごりした挙句の本人の改心もありません。いったんこの〝やめられない〟地獄に堕ちてしまうと、治療をしない限り、這い上がることはできません。

こんな恐ろしい結果を生むからこそ、世界中の国で、ギャンブルには多くの規制がかけられているのです。唯一の例外が日本です。日本ほど、ギャンブル野放しの国は、世界のどこを見渡してもありません。〝やめられない〟病気の王であるギャンブル障害が、大手を振って歩きまわり、善良な人々を食い散らかしているのが、この日本なのです。一種の公害病と言ってもよいでしょう。

この本は、そうしたギャンブルの犠牲となって地獄に堕ちた人々が、そこから這い上がり、もとの健康な生活を取り戻すための手引き書です。自分もひょっとしたらこの病気かもしれないと思う人や、家族・知人がこの病気にかかっているのかもしれないと感じている人は、ぜひ一読して下さい。ギャンブル地獄からの生還は可能なのです。

本書は十五章からできています。第一章はいわば症例集です。自分はこの病気かもしれないと思う人や、あの人はこの病気かもしれないと懸念をいだいている人は、どうぞ参考にして下さい。ギャンブル障害の本人が読めば、症例にそっくりだと思うでしょう。家族が読めば、本当にこのとおりだと納得するはずです。病気ですから、病状は似たりよったりになるからです。この病気を知らない人が読めば、ギャンブルは人間をこんな人でなしにしてしまうのかと驚愕し、病気の恐ろしさを実感するでしょう。

第二章は正式診断です。これで病気か否かがはっきりします。自分は病気だと思う人は、ここで自己診断ができます。どんな病気でも、自分の病気の重症度を知ることが治療の第一歩になります。家族もこれで本人が病気であり、治療の必要性に気づくはずです。

第三章から第十章までは、この病気の基礎知識を得るための解説です。より一層、理解が深まります。

そして第十一章から第十四章にかけて、治療の具体的な手順を述べています。ギャンブル障害に限らず〝やめられない〟病気に対する最も簡便で有効な治療法は、自助グループへの参加です。これまで医療は自助グループの力を軽視してきました。どんな病気に対しても、自助グループの力は大きく、患者さんを支えてくれます。その最たるものが、依存・嗜癖の病気であり、ことにギャンブル障害に対しては、何より自助グループが医療に優る効力を発揮します。

最後の第十五章は、主に予防について書いています。どんな病気も予防が大切なのは言うまでもありません。予防のためには、国や自治体が一丸となっての施策が欠かせません。この点で、日本はギャンブル障害に関してほとんど無策なのです。最近、カジノ解禁を機に政府がギャンブル障害対策に乗り出してはいます。それでもまだまだ小手先の政策でしかなく、難題が山積しています。この予防策を講じない限り、日本はギャンブル天国（地獄）になってしまうでしょう。

もう一度声を大にして言います。ギャンブル地獄からの生還は可能です。〝やめられない〟のではなく、治療によって〝やめられる〟のです。

ギャンブル症者の自助グループ(GA)での20の質問

※詳しくは**「二、ギャンブル地獄の正式診断」**を参照のこと。

① ギャンブルのために、仕事や学業がおろそかになることがありましたか。

② ギャンブルのために、家庭が不幸になることがありましたか。

③ ギャンブルのために、評判が悪くなることがありましたか。

④ ギャンブルをしたあとで、自責の念を感じることがありましたか。

⑤ 借金を払うためのお金を工面するためや、お金に困っているときに、何とかしようとしてギャンブルをすることがありましたか。

⑥ ギャンブルのために、意欲や能率が落ちることがありましたか。

⑦ 負けたあとで、すぐにまたやって、負けを取り戻さなければと思うことがありましたか。

⑧ 勝ったあとで、すぐにまたやって、もっと勝ちたいという強い欲求を感じることがありましたか。

⑨ 一文なしになるまで、ギャンブルをすることがよくありましたか。

⑩ ギャンブルの資金をつくるために、借金をすることがありましたか。

⑪ ギャンブルの資金をつくるために、自分や家族のものを売ることがありましたか。

⑫ 正常な支払いのために、「ギャンブルの元手」を使うのを渋ることがありましたか。

⑬ ギャンブルのために、家族の幸せをかえりみないようになることがありましたか。

⑭ 予定していたよりも長く、ギャンブルをしてしまうことがありましたか。

⑮ 悩みやトラブルから逃げようとして、ギャンブルをすることがありましたか。

⑯ ギャンブルの資金を工面するために、法律に触れることをしたとか、しようと考えることがありましたか。

⑰ ギャンブルのために不眠になることがありましたか。

⑱ 口論や失望や欲求不満のために、ギャンブルをしたいという衝動にかられたことがありましたか。

⑲ 良いことがあると、2、3時間ギャンブルをして祝おうという欲求が起きることがありましたか。

⑳ ギャンブルが原因で自殺しようと考えることがありましたか。

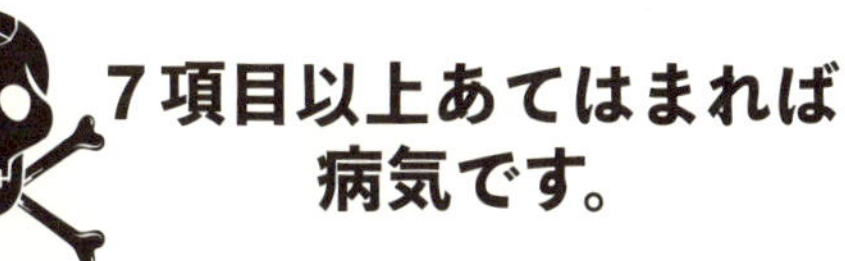

米国の精神疾患分類(DSM-5)診断項目

※9項目のうち、4項目以上あてはまれば、〈**ギャンブル症者**〉と診断されます。

① 興奮を求めてギャンブルに使う金額が次第に増えている。

② ギャンブルをやめているとイライラして落ちつかない。

③ 何度ギャンブルをやめようとしてもやめられない。

④ いつも頭のなかでギャンブルのことばかり考えている。

⑤ いやな感情や問題から逃れようとしてギャンブルをする。

⑥ ギャンブルで負けたあと、負けを取り返そうとしてギャンブルをする。

⑦ ギャンブルの問題を隠そうとして、家族や治療者やその他の人々に嘘をつく。

⑧ ギャンブルのために、人間関係や仕事、学業などがそこなわれている。

⑨ ギャンブルでつくった借金を他人に肩代わりしてもらっている。

4〜5項目該当 —— 軽症
6〜7項目該当 —— 中等症
8〜9項目該当 —— 重症

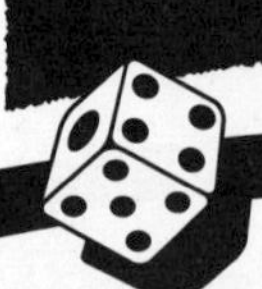

一、ギャンブル地獄であえぐ人たち

ギャンブル地獄の手記 1

頭では分かっていても、身体（からだ）がパチンコ店へ

わたしが初めてパチンコ店に行ったのは、短大のときです。一年生の夏休みに、三歳年上の兄が連れて行ってくれました。店の中は騒音でやかましく、タバコの煙が充満していて、こんな所に何時間もいたら病気になると思いました。しかし兄が買ってくれた玉を入れレバーを操作しているうちに、音も臭いも気にならなくなったのです。そのうえ、いつの間にか台の下の吐き出し口から玉が溢（あふ）れてきて、どうしていいか分からなくなりました。ひとつ向こうの台にいた兄が駆けつけて、玉を箱に入れ、自分もふた握りくらい持って台に戻って行きました。

受け皿の玉は、その後も減るどころか、また増えて、内側からグッグッと玉を押し、溢れさせるのです。兄が来て、箱に移す要領を教えてくれてからは、自分で箱に取ります。その繰り返しで、一時間ほどの間に、プラスチックの箱が六個、足元に並びました。

兄は調子が悪い様子で、何度も私の玉を両手ですくって打っていました。店の中には三時間ほどいたでしょうか。兄がわたしの玉を使ったにもかかわらず、全部で二万三千円の儲けになりました。三千円で兄と夕食をとり、二万円をふたりで分けたのです。

その後は、ひとりでパチンコ店に通うようになりました。初めは恐る恐る店の中にはいっていたのに、すぐに慣れて、騒音と光、タバコの臭いと煙が快感になりました。

二年生になったとき、恋人ができました。アルバイトをしていたコンビニで知りあった大学生です。彼がパチンコ好きだったので、一緒に行く回数が増えました。アルバイト代はすべてパチンコに消えていました。やがて不足するようになり、学生証でサラ金から借りられることを知り、ちょくちょく借りるようになったのもその頃です。

わたしは福祉学科だったので、介護福祉士になるための勉強は最低限していました。教授からは毎週のように、読んでおくべき本のリストが示されました。福祉に関する法律や制度、行政の仕組み、高齢者の心理など、課題本は広い範囲にわたっています。でも、本を読む時間も惜しいし、購入するお金ももったいないというのが、学生でありながらわたしの本当の気持ちでした。暇があればパチンコ店に行きたいし、本を買うお金があればパチンコに使いたいのです。

　そのうち学校で授業を受ける時間さえも、もったいなく思うようになりました。できることなら一日中やっていたいのです。出席をとらない授業が午後にあったりすると、もう昼過ぎには大学を抜け出してパチンコ店に急いでいました。しかし友人たちには、自分がパチンコ好きだとは、おくびにも出しません。アルバイトで忙しいことにしていたのです。

　実際、アルバイトをしなければ、サラ金に返済できません。利子がどんどん増えていって、とてもアルバイト代では返せない額になっていました。

　膨らんでいく債務は、いつか清算しなければなりません。それはパチンコで勝って返さないかぎり不可能です。負けた分を取り返そうとして、パチンコ店に行く毎日が続きました。授業は早々と切り上げ、他の友人たちがクラブ活動やデートで忙しいのをよそ目に、自分は一直線にパチンコ店に向かいます。

　借金をどうするかという悩みも、いったんパチンコ店の中にはいってしまうと、すっとなくなってしまいます。

　授業のない日曜日や祝日は、朝からパチンコ店にいる自分に気がつきました。本来なら、サラ金の借金を返すために、アルバイト先を見つけなければならないのです。でも頭の隅には、パチンコでつくった借金だからパチンコで勝って返すべきだという考えがあるのです。

大学生の恋人とは、次第に疎遠になりました。デートをする時間がもったいなかったのです。とにかく一日中打っていたい、それが本音でした。

両親も、わたしが休日でも家にいないようになったので心配していました。理由は何でもつけられます。短大での実習が忙しいとか、新しいアルバイト先が見つかったからとか、クラブ活動があるとか、嘘は簡単に口をついて出ます。

しかしある日、掃除をしていた母親が床にパチンコ玉が二個ころがっているのを見つけてからは、兄が首をかしげるようになりました。母親はパチンコ玉が兄の服から落ちたのだと思ったようで、兄に問いただしたのです。もちろん兄は身に覚えがないので否定します。わたしを最初パチンコに誘ったのは兄です。しかし兄自身はそんなにパチンコ店には行きません。兄が初めに連れて行ってくれたパチンコ店には、わたしもなるべく行かないようにしていました。兄と顔を合わせると、大変なことになるからです。

この頃兄は、わたしがパチンコにのめり込んでいるのを、うすうす感じとっていたようです。ある日、兄がわたしに、「お前、この頃、パチンコばかりしていないか」と、訊いたのです。わたしはハッとしました。そんな驚きは顔にも出さずに、「月に二、三回、友だちと行くくらいよ」と答えていました。

「そうか。それならいいが」兄はそれ以上、追及はしませんでした。

この日以後、わたしは兄を避けるようになりました。兄だけにはさとられないように、気をつけるようにしたのです。パチンコ店に何時間もいると、服にも髪にも独特の臭いがつきます。その臭いを消すために、店を出るときには、トイレの中で香水をふりかけるようにしました。お金にはいつも困っていたので、安い香水です。

「お前、香水がきついね」と、母から言われたのはその頃です。

実を言うと、安物を買うのは香水ばかりではなく、身につける服も下着もそうでした。下着がどんなにほころびていようが平気だし、服は一週間同じものを着ていても気になりません。化粧もしなくなり、美容室にもほとんど行かなくなりました。

そんな生活をしていたのに短大を卒業できたのは、自分でも不思議でした。学校で授業を受ける時間の何倍も、パチンコ店に座っていたのにです。世の中は何とかなるものだ、自分にはそこそこの能力も備わっているのだと思い、いい気になることもありました。

とはいえ、いつも頭の中を占めていたのは借金でした。四ヵ所のサラ金での負債は、合計すると二百万円近くになっていました。利子だけ払っていくのがやっとの額なのに、あれこれ考えて行きつく先は、〈何とかなるさ〉でした。

就職先は、短大の紹介で老人保健施設、いわゆる老健に決まりました。就職するにあたって心に決めたことは、〈パチンコをやめる〉ではなく、〈パチンコを続けるために仕事は真面目にやろう〉でした。実際、お年寄りの世話をするのは嫌ではなかったのです。お年寄りはあまり文句を言いません。とくに老健に入れられている老人は、認知症がありながらも自分の立場が弱いのが分かっていますから、スタッフにあれこれ文句を言わないのです。たまに気の強い、あるいは認知症の進んだお年寄りが入所して、介護に手こずることもあります。そんなときは言われるとおりにしてやればいいのです。

わたしは詰所の中でスタッフ同士ペチャクチャしゃべるよりも、お年寄りの世話をしているほうが楽でした。みんなよくもあんなにしゃべることがあるなと、感心もし軽蔑もしていたのです。

同僚が何かの都合で急に休みをとらなければならなくなったとき、施設長はよくわたしに代わりを頼むようになりました。わたしはほとんど断りません。恋人もいないし、暇なときにやることといえばパチンコだけです。たまたま同僚の代わりに日勤や当直にはいったとしても、仕事が終わればパチンコ店に直行できます。

そのうえ、同僚の代わりに出勤するとなれば、それだけ残業代が増えます。一石二鳥とさえ思っていました。そんなわたしは、同僚にとっても上司にとっても便利屋さんに映ったのでしょう。同僚とはあまり親密な間柄にはならず、上司におべっかをつかわないにもかかわらず、煙たがられる存在にはなりませんでした。それどころか、同僚、上司、お年寄りのみんなから、仕事好きで働き者の真面目人間に見られるようになっていたのです。

　世の中は皮肉なものだと、わたしは心の中で苦笑していました。自分の頭の中は、パチンコ店に行きたい欲求と、お金の工面、借金をどうするか、で占められているのにです。就職して一年もたつ頃には、借金は三百万円くらいに増えていました。少ないながらもボーナスはありました。そのボーナスも、もらってから使うのではなく、それを見込んで、サラ金からお金を引き出すのです。

　その頃です。母親の指輪を盗んで質屋に持って行くという、大それたことをしたのでした。母親は日頃は結婚指輪だけをしているのですが、大切な行事で出かけるときは、真珠やアメジスト、エメラルドなどの指輪を、服装に応じてつけていました。保管しているのは、オルゴールつきの小箱の中で、七、八種の指輪が入れられています。母のタンスのどの辺にその小箱があるかは分かっていたので、母が買い物に行っている間に、一個だけ盗んだのです。翌日、自分の持ち物のような顔をして質屋に持って行ったところ、四万三千円になりました。このときが、質屋に行った最初でした。

　母が指輪のないことに気がついたのはひと月あとで、知らないかと訊かれました。内心ドキリとしたものの、嘘をつくのはもうお手のものです。そんなの知るはずもない、とシラを切りました。母親は、どこかに置き忘れたのかなと、首をひねってそれっきりになりました。

一度盗んでしまうと、二度目からは大胆さが出て来ます。どうせ母親もふだんは使っていないのだから、質屋に入れて有意義に使ったほうが理にかなっていると、妙な理屈までもつけるようになります。母がタンスの中にしまっているネックレスに眼(め)がいったのは、それからまたひと月たった頃でした。サンゴの玉が二十個ほど連なったネックレスで、母が結婚して間もなく姑(しゅうとめ)からもらった、いわば形見の品でした。サンゴも昔はそんなに高価な物ではなかったのでしょうが、質屋に持って行くと、逸品だと言われました。手にしたお金は二十万円でした。

祖母の形見の品をパチンコの代金に換えるなど、骨の髄まで親不孝者だと思いましたが、そんな反省も一瞬でした。パチンコ店にはいると何もかも忘れてしまうのです。

やはりひと月ほどして、母親はネックレスがないことに気がついて、わたしに訊いてきました。サンゴのネックレスがあることは知っている。でも自分の趣味ではないのでつけようとも思わない。わたしはシラを切りました。

嘘はスラスラと口から出て、顔色さえも変わりませんでした。母親も、まさか自分の娘が泥棒まがい、いえ泥棒そのものをするなんて考えもしなかったのでしょう。そのまま首をひねるだけでした。

老健施設に勤め出して二年した頃、借金は四百万円近くになっていました。実を言えば正確な借金の額は知らないのです。調べるのが恐ろしいのです。一千万円の宝くじでも当てない限り、とうてい自分の力で返せる額ではありません。宝くじ売り場に、一億円が出ましたというような掲示があるのを横目で見ながら、世の中には運の良い人間がいるもんだと思いました。そんな人間に、羨ましさを超えて怒りさえ覚えました。それでいて、宝くじを買おうとは思いません。買ったところで当たる気は全くしないし、買うお金も惜しいのです。借金はパチンコでつくったのだから、パチンコで勝って返すべきだ、頭の中ではそんなふうに思えるのです。冷静に考えれば、この四年間パチンコで負けたのだから、これから先も負け続けることは明白なのです。

しかしパチンコをしたいという欲求が起きると、そんな理屈はふっとんでしまいます。勝つような気がして、気がつくとパチンコ店の中に座っていました。負けて店を出るとき、また損をしたと一瞬は思います。かといって、もうパチンコ店には足を踏み入れないぞという決心には結びつきません。あしたがある、あしたこそは勝ってやる、勝てるはずと思ってしまうのです。

親の物を盗み、負債ばかりが増していく人でなしのようなわたしでした。それでも仕事だけは手を抜きませんでした。以前どおり、上司から臨時の出勤を頼まれても断らないし、同僚から急用のために代わりの出勤を依頼されたときも二つ返事でした。休憩時間なども、同僚と一緒にいて世間話をするのはわずらわしいので、なるべくお年寄りのそばにいるようにしていました。そんなわたしが仕事熱心に見えるのは当然です。人づきあいの悪いわたしを、同僚たちはのけ者にしなかったのです。

しかしわたしの頭の中は、仕事そのものよりも、増え続ける借金をどうするか、どうやってパチンコをするお金を工面するかで占められていました。収入はそこそこあったので、出費さえおさえれば、パチンコに使える金額は増えます。

その頃、家には食事代として三万円入れていました。ある日から母に何とか嘘の理由をつけて、二万円しか渡さないことにしました。一方的なわたしの決定に、母親は不満気でした。それは無視しました。父親には、そのことは内緒にしていたようです。

美容室には行かずに、髪は後ろで束ねるだけです。化粧品もなるべく買いません。買ったとしても百円化粧品でした。着る物といえば、ワゴン売りをされている安物ばかりです。洗濯をしている母親から、下着くらい新しい物を買ったらどうかと言われました。別段人に見られるものでもないので、全く気になりません。

そんなわたしに、見合い話が持ち込まれたのは不思議といえば不思議でした。施設長の紹介で、相手はわたしより五歳年上の二十九歳、郵便局に勤めていて、父親も郵便局員でした。

わたしは結婚もいいかなと思いました。このままの生活をしていても、いずれ破綻するのは目に見えているからです。このあたりでやり直すのもいいと考えたのです。

話はトントン拍子に進みました。でもいざ結婚となると、どうしても片づけておかないといけないのが借金でした。ある日、両親の前で、二百数十万円の負債があることを告白しました。両親が腰を抜かすほど驚いたのはもちろんです。いったい何に使ったのか、問いつめられました。口が裂けてもパチンコだとは言えません。学生時代、デートやクラブ活動、洋服代などで友人に借金をし、それをサラ金で借りて払い、利子が増えたのがきっかけだと、嘘を言いました。老健に就職してからも、同僚とのつき合い、飲み会などで出費がかさんだのだと、これも嘘の告白です。

いったい現時点での借金はいくらなのか、と父親は蒼ざめた顔で訊きました。母親は、借金ができた時点で何故言ってくれなかったのか、水臭いと声を震わせました。

その時点での借金は、既に五百万円近くなっていたのに、わたしは二百八十万だと嘘をつきました。どうして正直な額を言わなかったのか、今もってはっきりしません。人生のどん底を味わっているわたしにも、見栄があったのかもしれないし、残りの二百万くらいは、結婚したあとで何とかできるような気がしたのでしょう。

言っただけの負債は、父親が一括返済してくれました。これで少しは楽になったと、わたしはほっとしました。奇妙なことに、父親への感謝よりも、親ならこれくらいのことをしてくれるのが当たり前だと思ったのです。もう人間らしい気持ちを失っていたのかもしれません。

母親の指輪とネックレスを盗んだことは、とうとう口にしませんでした。母親も、まさかと思ったのでしょう。問いただしはありませんでした。

パチンコ店行きが止まっていたのは、結納から結婚するまでの、三ヵ月くらいでした。初めてパチンコ店に足を踏み入れて以来、パチンコをやめていた最長期間は一週間か十日でしたから、自分としても三ヵ月も行かずにすんだのは不思議です。両親への手前、そう簡単にはパチンコはできないと、頭の隅で思っていたのでしょう。結婚という新しい生活に慣れるまで、パチンコどころではなかったのかもしれません。

結婚してから、勤務はパートタイムにしてもらい、昼から午後にかけての忙しい時間のみ働けばよくなっていました。生活費は夫がくれるので、働いた分は、わたしの小遣いになるわけです。

そしてある日、仕事の帰りにパチンコ店に寄りました。夫の帰宅まで、三時間程の時間があるので、はいってみたのです。元手として使った三千円が六千円になっていました。やっぱり、自分の居場所はここなんだと、つくづく思いました。もう夕食をつくる時間はないので、惣菜(そうざい)を買って帰り、何とかボロを出さずにすみました。

こうしていったんパチンコを再開してしまうと、のめり込むまでほんの数日でした。やめようと思っても三日ともちません。妊娠が分かっても、お腹(なか)が大きくなっても通い続けました。妊娠五ヵ月で、仕事は辞めたので、暇になりました。膨らんだお腹をかかえながらもパチンコ店に通いました。頭では分かっていても、身体がパチンコ店の方に行ってしまうのです。夫の給料は銀行振り込みなので、通帳もカードもわたしが預かり、夫の小遣いは毎月三万でした。酒もあまり飲めず、煙草（タバコ）もすわない夫ですから、それで充分だと本人も言っていました。昼ごはんは、職場で頼んだり、外食をしたりして適当にやっていたようです。

臨月までパチンコ店に通い、産後二ヵ月でまたパチンコを再開したので、今度もやめていた期間は三ヵ月しかありません。母乳はよく出ていました。乳飲み児（ちのご）を抱いてパチンコをするなど、自分でも最低のような気がしました。こんな自分を消してしまいたいとも思いました。

パチンコをしていると赤ん坊が泣き出します。そんなときはやめるしかありません。四ヵ月になった頃、赤ん坊を車の中に置いてパチンコをすればいい、ほんの一時間だからと思いました。七月ですが、二段になっている駐車場の下段はわずかな日陰になります。窓を少し開けて、開店と同時にパチンコ台の前に腰をおろしました。

その日は最初から調子がよく、二時間はあっという間に過ぎました。車の中に残した赤ん坊のことをちらりと思い出しましたが、あと少しの辛抱と自分に言いきかせました。そろそろやめようかと思ったとき、場内アナウンスで、わたしの車のナンバーが読み上げられました。そこで、赤ん坊の異状を知らされたのです。

駐車場にはもう救急車が呼ばれていました。車のドアを開け、ぐったりしている赤ん坊と一緒に、救急車に乗り込みました。大変なことになった、これで赤ん坊が死んでしまえば、新聞にも載るのだと思いました。そんな事故が新聞で報道されているのは知っていましたが、まさか自分にふりかかるとは考えもしません。

病院には夫も駆けつけました。幸い一命はとりとめましたが、わたしのパチンコ店通いは、夫や両親に知れることになりました。夫の名義でつくった借金八十万円も発覚しました。

夫から離婚を申し渡されたのは、それからひと月あとです。子供は夫の両親が育てるので、わたしのような母親はいらないということでした。ああそうか、とわたしは納得し、涙も出ませんでした。実家のほうでは、父親が、家にも戻るなと怒鳴り、母親は泣いていました。

ただ兄だけが、「お前は病気だ。病院に行こう」と言い、わたしの手を引っ張るようにして、ここに連れて来たのです。

ギャンブル地獄の手記　2

何度も謝罪しながら、心の中ではパチンコがしたい

わたしは四十代半ばまでは、ごく普通の主婦でした。高校を卒業して農協に勤め、二十二歳のとき伯父の仲介で見合い結婚をしました。相手は六歳年上でタイル工場に勤めていました。仕事人間で、納期が迫ったときなど、残業も休日出勤も断らないような人でした。一男一女に恵まれて、長男が大学生、長女が高校生になったときでした。会社が従業員の妻にもしてくれる健康診断で、甲状腺の病気が見つかりました。その一年くらい前から、微熱がよく出て疲れやすく、中年太りだったのが痩せてきたのです。幸い、病気は薬を飲み続ければ心配ないという話でした。

それでもやはり持病ができると、気が塞ぎます。元気のないわたしを見て、パチンコ店に連れて行ってくれたのは、同じ町内会の奥さんでした。早くご主人に死なれて、ひとり暮らしをしており、ときどき行くパチンコが唯一の楽しみだと、日頃から聞いてはいました。お子さんたちも独立して、小遣いは送ってくるし、不動産の収入もあるようで、生活には全く困っている様子はない奥さんです。

「あたしも、主人を亡くしたあと、自分も死のうかと思ったくらい落ち込んでいたわよ。それを救ったのが、たまたまやってみたパチンコ。気が晴れるわよ」

そうやって初めてはいったのが、スーパーの斜向かいにあったパチンコ店です。それまでは、週二回も三回もスーパーに買い物に行ってはいたものの、パチンコ店があるなど気にとめたこともありません。普通の日でも、だだっ広い駐車場に何十台も車がとまっているので、よくこんなに暇な人がいるなと思った程度でした。

その日は二時間くらいいて、三千円くらい使ったでしょうか。はじめはどんどん玉が出て、その奥さんもびっくりしていましたが、そのうち少しずつ減り出して、買い物をする時間になるとすっかりなくなりました。そのあと二人で向かいのスーパーに行って買い物をしました。三千円をすってしまったというのに、妙な充実感がありました。ウサ晴らしというのは、本当だったのです。

それ以来、買い物に行ったついでに、パチンコ店にはいるようになりました。買い物袋をぶらさげて入店するのを知人に見られはしないだろうかと、初めは気になりました。二度三度と繰り返すうちに、人の目など平気になりました。私と似たような買い物帰りの主婦も多かったのです。

何ヵ月かあとには、買い物には行かず、パチンコ店に直行するようになりました。たとえ買い物があっても、そこそこにすませて店に急ぐのです。そしてパチンコ台の前に座る時間もだんだん長くなりました。

　夫は真面目人間かつ仕事人間で、口数も少なく、食事のときでも普段から言葉は交わしません。休日には、昼ごはんをすませると近くの碁会所(ごかいしょ)に行って、夕方まで帰って来ません。

　もともとわたしは、夫が休みの日にはパチンコ店に行かないようにしていました。自分がパチンコにはまっているなど、夫には感づかれないようにしていたのです。ところが夫が出かけてしまうと、パチンコがしたい気持ちがムラムラと起こってきます。運悪く、碁会所は行きつけのパチンコ店と同じ通りにあります。夫が出かけると、二十分もしないうちにそそくさと家を出、別の道から通りに出て、反対方向からパチンコ店に近づいて、自動扉の前に立ちました。

　しかし、夫が帰宅する前に家に帰っていなければなりません。それがむずかしいのです。どんどん玉が出たときなど、途中では席を立てません。反対に負けたときでも、もう少し打てば勝てる気がして、早く切り上げる気持ちにはなれません。夫より遅く家に帰り着いて、睨(にら)まれました。私は咄嗟(とっさ)に「買い物に出ていた」と嘘をつきました。実際、買い物袋を手にして、中に買った物を少し入れていたのです。それ以上の追及はありませんでした。

　振り込まれた夫の給料は、全部わたしが管理していました。夫の小遣いは月に四万円だけです。その他の収入をどう使おうと自由で、カードで借金するのも自由でした。

　その借金が発覚したのは五十歳のときです。家に届いた督促状を、夫が発見したのです。問い詰められて、わたしはパチンコで使ったのだと白状しました。もうそのときは借金は二百万円に増えていました。

「こんな大金をお前はパチンコにつぎ込んだのか。俺だってパチンコ店に行ったことは四、五回しかない。二百万円と言えば、俺が五ヵ月間、汗水たらして働いた額だ。それをお前は、ノホホンと働きもせずに玉を打って遊び呆(ほう)けていた。その借金の名義はお前でなく、俺だ。いったいどうしてくれる」

　夫はすごい剣幕で怒鳴ります。手こそ出しませんが、憎々しげな口振りと顔つきです。わたしは「申し訳ありませんでした」と畳に額をこすりつけるだけです。

「もういい。家から出て行ってくれんか。出て行かないなら、死んでくれんか。生命保険はまだはいっているだろう。死んだら、保険で借金は帳消しになり、葬式代くらいは残る。早(はよ)う死ね。俺の目の前で、首を切ってくれ」

　夫は台所から刺身包丁を持って来て、わたしに手渡そうとします。

「もう金輪際パチンコはしません。許して下さい」

「しないのは当たり前だろう。俺が言うのは、二百万円をどうするかだ。死んでくれ。死んで保険金を残してくれ。息子と娘には俺から事情を話しておく。よう責任をとったと、二人とも喜んでくれるはず。おい、早う首を切れ」

夫は今にも自分で、わたしの首に包丁を突き刺さんばかりの形相です。

わたしは涙を流しながら「許して下さい」を連発するだけです。

「息子と娘には、俺の前で今から報告しろ。自分は鬼のような母親で、パチンコで二百万円すってしまいました、と言うがいい。さあ、今ならもうアパートに帰っている頃だろう」

わたしは言われるままに受話器をとり、まず大阪のデパートに就職している息子に電話をかけました。

息子はさすがにびっくりしたようでした。そして最後に、「お母さん、死んでもらったら困る。二百万円くらいなら、なんとかぼくが責任をもつ。お父さんにはぼくからよく話しておく。もう今後絶対にパチンコをしないと誓ってくれるなら、このくらいの手助けは喜んでするよ」

最後に息子がそう言ってくれて、わたしは助かったと思いました。

岡山の大学に行っている娘は、もらい泣きをするだけで、「お母さん、死んではダメよ」を繰り返しました。

その日、わたしは夫の目の前で、三通の誓約書を書かされました。いずれも、もうこれから絶対にパチンコはしませんという文面で、夫と息子、娘宛てでした。でもわたしはこうやって謝罪をしながらも、心の中ではパチンコがしたいと思っていたのです。

二百万円の借金は息子が一括で返済してくれました。二百万円のお金を息子がどうやって工面したかは知りません。百万円くらいは預金があり、あとの百万円は自分の名義で銀行から借りたのかもしれません。

この事件のあと、夫はますますわたしに対して無口になりました。話しかけるにしても「おい」とか「こら」と言い、食事が終わると、わたしに背を向けてテレビを見ます。ときどきわたしを見る眼も冷たく、まるで化け物でも見るような目つきでした。休みの日には朝から碁会所に行き、昼も帰って来なくなりました。

そんなわたしにパチンコの我慢ができたのは、たった二ヵ月でした。日曜日、夫が出かけたのを見計らい、いつもの裏道を通ってパチンコ店にはいりました。あの独特の臭いとやかましさ、ギラギラした光の中に身を置いたとき、何故か、それまでのムシャクシャしたものが、すうっと消える思いがしました。やっぱり自分に合った場所はここだと、心の底から感じたのです。

一度店に足を踏み入れると、二回目三回目はもう簡単でした。また毎日パチンコ店に通う生活に立ち戻っていました。

あのような事件があってからも、夫はまだ家計の財布の紐をわたしに握らせていました。誓約書まで書かせたのだから、もうやるはずはないと思ったのでしょう。

借金はチャラになっていたので、カードで同じ所から借りるのは造作ありません。初め三ヵ所から借りていたのが、今度は六社に増えていました。生まれて初めて質屋に行ったのもこの頃で、若い頃に買ったあまり高価でない宝石も、母から貰(もら)った大島紬(おおしまつむぎ)の着物なども、質流れになりました。

六社からの借金の総額がいくらになっているかも、知るのが恐ろしく、なるべく考えないようにしていました。どうにかなる、という考えが最後に湧いてきて、深刻に考えるのは後回しになります。それよりも、少しでもパチンコで勝って、元を取ろうという考えに立ち戻るのです。

そんなとき、息子に結婚相手が見つかりました。デパートで知り合った娘さんとの職場結婚です。披露宴は大阪とこちらの二ヵ所ですることになり、こちらの会場については夫とわたしが段取りを受け持ちました。親類などを招待して百五十人ぐらいの会になるはずで、息子とわたしたちで費用は出し合う予定でした。息子は八十万を夫の口座に振り込みました。こともあろうに、そのお金をわたしは引き出して使ってしまったのです。

お金がなくなってから事の重大さが分かります。手付け金は払っていたので、残金は式の前日までに払う必要があります。しかし、そのお金を工面するには、またサラ金から借りなければなりません。どのサラ金にも、借入れ額の上限まで借りていたので、もう不可能でした。サラ金六社の借金の合計は二千万円近くになっていたのです。

　そんなことは夫も息子も知りません。式の当日が迫って来るにつれて、わたしの心は千々に乱れてきました。生きた心地がしないのです。

「お前、死んでくれ。保険金で支払えばすむ」

　以前、借金がバレたとき夫がわたしに言った言葉が耳によみがえります。しかし今は、たとえわたしが死んでも、保険金など出ません。夫の生命保険もわたしの生命保険も、とっくに解約して使っていたのです。

　家出することも考えました。ところがこれも、花婿の母親が病気でもないのに式に参列しないなど、親戚から何と言われるか分かりません。本当は、どんなに悪く言われようが、その悪口以上に悪い母親なのです。それでいて、やっぱりどこかに見栄はあるのでしょう。パチンコに入れあげている母親だということを知られたくはありません。夜も眠れず、家事をするのもうわの空でした。そして迷いに迷った挙句、娘に電話を入れました。

「結婚式の費用を、親として負担しなければならない。それが手元にない。すまないが、八十万貸してもらえないだろうか。就職したばかりだから貯金などないだろうけど、お前の名で、どこからか借りてくれないか」

　わたしはここでも嘘をつきました。涙を流しながらの電話に、娘は心底驚いたようでした。

「お母さん、それは嘘じゃない？」

わたしの言い分をじっくり聞いたあと、娘は冷静に言いました。

「嘘じゃない。本当に家計が火の車なんだよ」わたしは嘘をつき通します。

「でも兄さんは、本当は親の世話にはなりたくない。披露宴を二ヵ所でしなければならないので、出費がかさむ。それで少しばかり迷惑かけることになった、と言っていた。もしかしたら、兄さんが送ったお金、パチンコに使ったんじゃないの？」

娘の言葉は図星でした。咄嗟に言い逃れの嘘を考えようとしました。でも思いつきません。わたしは黙り込むしかありません。

「やっぱりそうなのね。明日帰るから、待っていて。早まったことをしたらダメよ」

娘は翌日会社を休んで帰省しました。夫は仕事に出かけて行っていません。娘はわたしを前にして恐い顔をしていました。

「お母さん、わたしたちとの約束を破ったのね。いったいどのくらいの借金があるの？」

娘から問い詰められて、わたしは三社分の借金だけを口にしました。

「八百万円も」娘の顔は蒼くなりました。「そんなお金、わたしにはどうにもできない」涙を流しながら、何度も溜息をつきます。

「ここは本当のことをお父さんにも兄さんにも言うしかないわ」

それが娘の結論でした。そのあと借金をどうするか決めるというのです。娘が仲介役をするので、わたしは少し気が楽になりました。ここはひたすら頭を下げて、謝るしかありません。

会社から帰った夫に、娘は静かに話しかけましたが、夫は顔を真っ赤にして怒り出しました。

「このくず女。俺のどこが気に入らんというのか。気に入らんのなら出て行け。二度と帰ってくるな。結婚式に出る資格なんか、お前にはない」

夫がわたしを足蹴(あしげ)にするのを、娘が必死でとめます。放心したような夫の前で、娘は兄に電話を入れました。しばらく話をしていてわたしは受話器を渡されました。

「母さん。ぼくはもう結婚をやめるよ。こんな母親を持つぼくに、結婚の資格なんかない。彼女には正直に言って、やめてもらう。それが一番いい方法だよ。振り込んだ八十万はもうどうでもいい。その代わり、母さんが自分でつくった借金八百万円は、ぼくには関係ない」

冷たく電話を切ろうとした兄に、娘はわたしと電話を代わり、説得しました。結婚はとりやめない。式は予定どおり行う。費用は、娘が銀行ローンを組んで何とかする、ということで折り合いました。

わたしが自分の実家に相談に行ったのは翌日です。八十歳を過ぎている両親は、健在で年金暮らしをしていました。結婚の費用が足りない、夫と長男の稼ぎも多くないのでままならないと、わたしは自分の悪行は棚に上げて嘘を並べました。両親は驚いて、これくらいしか援助はできないがと言って、五十万円をわたしの前にさし出しました。その五十万から十万円を抜いて、四十万を夫に渡しました。これで娘から借りるのは四十万ですんだのです。

手元に残した十万円は、結婚式の前日、三分の一をパチンコ店で使いました。さんざん夫から馬鹿にされ、息子からは恨まれ、娘にも迷惑をかけたのに、パチンコ台の前に座っている自分がいるのです。しかし座って夢中になっている間は、何もかも忘れることができます。二千万円の借金のことも、夫婦仲がもう破局の直前まで来ていることも、子供たちの信用を完全に失っていることも、忘れられるのです。

息子の結婚式は無事にすみました。息子は自分のお金が母親のパチンコでなくなったことなど顔にも出さず、親への感謝の言葉を述べてくれました。夫も目を赤くしていましたし、わたしも目にハンカチを当ててました。娘も涙を浮かべて兄夫婦の門出を祝福しました。

結婚式の翌日、夫が出勤するのを送り出して、わたしはそそくさとパチンコ店に向かいました。両親から貰ったお金を猫ババした数万円が手元にあったからです。これが、息子の結婚を祝ってのパチンコだと思いました。

開店を待って店にはいり、打ち始めると、五分もしないうちに大当たりになりました。本当に息子の結婚をパチンコ台が祝ってくれているのです。やっぱり自分の居場所はここだと思いました。

有頂天になって玉を眺めていたとき、横合いからわたしの腕をぐいっとつかんだ手がありました。驚いて見上げると、夫でした。

「やっぱりここにいたか。出るぞ」

「すみません、待って下さい」

叫ぶわたしには構わずに、夫はわたしを通路から引き出そうとします。わたしは泣き叫んで、椅子の脚にしがみつきました。店員が間にはいって制し、別の店員が玉を全部箱に入れて計算をし、現金引き換えのカードを渡してくれました。

夫はわたしを家に連れて帰り、離婚届を突きつけました。

「これを持って今日は実家に戻れ。そして自分のしたことを白状して、離婚届に名前を書いて持って来い。書いてくるまでは、この家に戻ってくるな。パチンコする金があるなら電車賃くらいあるだろう」

わたしは着のみ着のままで追い出されました。理由もないのに、のこのこと実家には帰れません。その日は駅前のビジネスホテルに泊まりました。

宿泊費と食費を出しても、まだ二万円くらい残るので、ホテルの真向かいにあるパチンコ店にはいりました。初めての店で、知らない機種があったのでやってみる気になりました。思いがけず当たりが来て、夕方まで一万円を使ったくらいで遊べました。ホテルにチェックインして、下の食堂で親子丼を食べてから、すぐにまたさっきのパチンコ店に戻りました。今度は一万円は一時間でなくなり、ホテルに戻りました。

離婚されるというのに、悲しみも後悔も不思議とありません。どうにかなるという気持ちが、そんな暗い感情を打ち消してしまうのです。

翌日は実家に行かず、自分の家に帰りました。夫は会社に行っていないはずです。留守の間に家の中にはいり、久しぶりに掃除をし、夕食をつくって、夫の帰りを待つつもりでした。また畳に額をつけて謝り、これから悔い改めますと言えば、夫も許してくれるような気がしたのです。

ところが、玄関の戸に持っていたキィを突っ込んだのに、鍵穴にはいりません。どうしてかなと思って考えて、やっと分かりました。夫は玄関の鍵を取り替えていたのです。裏戸や縁側の戸も調べました。きちんと閉められて、中にははいれません。

わたしはまた駅に引き返し、娘に電話を入れました。

「ここはもうお父さんの言うとおりにするしかないわよ。土曜日におじいちゃんおばあちゃんの家にわたしが行くから、それまでにちゃんと話をしておくのよ」

娘は少し冷たい口調でわたしを諭しました。どっちが親でどっちが子供なのか分かりません。

土曜日、実家に娘がやって来ました。パチンコのことをちゃんと両親に話したかと訊かれましたが、うやむやにしていました。娘はわたしから離婚届を受け取り、両親に見せ、これまでのいきさつを話し始めました。両親の驚きは大変なものでした。夫不孝、子不孝だけでなく、親不孝もしたのだと、わたしは思いました。

娘が新聞の切り抜きを見せたのはそのあとです。

「お母さんは間違いなくこの病気よ。病気だから治療しなければ、悪くなるばかりと書いてある。離婚より、治療するほうが先だと思う。だから、ここに紹介されているメンタルクリニックに行ってみようよ」

そう言って、隣の市にある診療所を指さしたのです。

ギャンブル地獄の手記　3

五十万借りて、これを元手にギャンブルで増やし、借金を何とかしよう

私がパチスロを始めたのは大学二年のときでした。もらっていた奨学金を、振り込まれたその日に全部使ってしまうこともありました。そんなときは田舎の母親に電話をして、教科書代が予想以上にかさんだとか、大学のゼミで合宿をしなくてはならないとか、適当な嘘を言って送金してもらっていました。両親とも大学には行っていないので、大学がどういう所か全く分からないのです。嘘は簡単に通りました。

一年留年したときはヤバイと思いました。奨学金がストップするからです。このときの生活費はコンビニのバイトで稼ぎました。残った単位だけをとればいいので、週に三日くらい大学に行けばすみます。バイトは日勤もして、夕方ちょっとの間、家に帰って八時頃から深夜までの勤務をすることもザラでした。そんなときは朝方家に帰って少し休んで腹ごしらえをし、パチンコ店の開店前にはもう人の列の中にいました。

社会学専攻でしたが、大学院に進もうと思ったのも、勉強したいというより、このままの生活を続けたいと思ったからのような気がします。大学院の試験には無事合格し、

奨学金も新たにもらえるようになりました。両親にその旨を知らせると、大変な喜びようでした。

博士課程ではなく修士課程だったのに、親は将来は私が博士になるものと思ったようです。授業料はそのまま送るし、月々の生活費も不足分は送ってやると約束してくれました。家は新聞販売店をやっていて、そんなに儲けがある訳ではなく、やっとの生活だったはずです。新聞配達をしながら苦学をしている大学生が何人も勤めていたので、私が国立大の院生だというのは、鼻が高かったのに違いありません。

大学院でも、毎日朝から夕方まで講義がある訳ではなく、週に四日も出ればすみます。あとは何をしようが自由なので、こんな生活なら、一生続いてもいいという気持ちでした。コンビニでのバイトは続け、深夜勤務明けで、講義がない日など、やはり店の前に並んでいました。生活はいつも火の車で、両親への無心の電話も、月一度から二、三度に増えるようになりました。論文を書かねばならないので、資料集めに金が要る、印刷代もバカにならない、と見えすいた嘘をついていました、疑われている気配は全くありません。

しかし無心が月に四度、毎週のようになると、母親はさすがに変だと思い始めました。使った費用の領収書を見せてくれと言うのです。そんなものがあるはずはありません。

「資料を集めるのは、大学の図書館や国立図書館でだから、その閲覧費用やコピー代に、いちいち領収書なんて出してはくれない。金を送れないいなら、もういい」

私はわざと冷たく言い、電話を一方的に切りました。母親は図書館がどういうものか想像もつかないのです。

そんなやりとりのあと三日もすると、私の口座に五万円とか十万円が振り込まれているのが常でした。母を食いものにしていたのですが、そんな自分を情けなく思う気持ちなど、毛の先ほどもありません。年寄りが使うより、自分が使うほうがお金も喜ぶはずだと、妙な理屈をつけていました。

母親はたぶん送金の一部始終は父親に打ち明けずに、自分で工面していたはずです。

アルバイト先で知り合ったガールフレンドもできました。私から言い寄ったのではなく、彼女のほうから近づいて来たのです。そんなに美人でもなく、愛嬌があるほうでもないかわりに、ともかくよく働く子でした。彼女と組んだときなど、カウンターはだいたいひとりでさばいてくれるので、私は店の中にはいって商品の出し入れ、並び替えをのんびりしていればいいくらいでした。

プライベートで話をしているうちに、彼女が母ひとり娘ひとりで育ったと聞いて、私は一計を思いつきました。自分も、小学校のとき両親が離婚して、女手ひとつで育てられたのだと言ったのです。効果はてきめんで、彼女は私を同じ境遇だと同情をしてくれるようになりました。彼女はアルバイトからそのコンビニの正社員になっていました。

私が大学院生だというのも、彼女にはどこか眩しく映ったのでしょう。しかも、私を苦学生だと信じ込んでいました。

そんな彼女から金を引き出すのは簡単でした。母親と同じ手口を使えばいいのです。十万、二十万と借りて、一年で百万以上になったのです。そうなると彼女も変に思い、返してくれと顔を合わせるたびに言うのです。だんだん疎ましくなり、もともとあまり好きでもなかったので、何かと理由をつけて会わないようにしていました。二人で一緒の勤務になっても、時間になると理由をつけてすぐ帰るようにしました。彼女は、私の大学まで行ってバラしてやると脅してきました。大学は初めから違う大学名を告げていたので、内心ではほっとしました。そしてバイト先を変えることで、彼女とは縁が切れました。何度か私のアパートにやって来たときも、居留守を使って、顔を出さないようにしました。

その頃は大学院の授業に出ても、うわの空でした。早く終わらないか、終わり次第、パチンコ店に駆け込もうと、そればかり考えるのです。一万円なんか紙屑同然で、少なくとも五万円ないと勝てる気がしません。同じ台を何百回何千回も回します。台に座る前は二千枚出したらやめようと思うものの、やり出すともう止まりません。五百ゲーム、六百ゲーム、七百ゲームと続きます。二千枚出ても、もう少し出るはずだ、出なくては困る、出てくれ、と胸の内で祈るように叫びます。その脇で、焦るな、落ちつけ、という自分もいます。そのうち負け始め、本当に焦りが出てきてまたたく間に減っていき、最後はスッカラカンになります。あそこでやめていたらな、と胸をかきむしりたくなる気持ちで、店を出るのです。

彼女と別れても、借金はまだサラ金に三百万円ほどありました。これをまともに考えると気分が暗くなるので、何とかなると考えるしかありません。そう、就職して教員になれば、給料もあるし、ボーナスも出るから、すぐに返せるとたかをくくるのです。

修士論文ができてしまうと、大学院の講義も形だけのものになります。私はサボれるだけサボり、コンビニでのバイトとパチンコ店でのスロットに、持てる時間のほとんどをつぎ込みました。一方で、担当の教授には、就職口も頼んでおきました。公立高校だと試験も公募になって合格もかなりの難関ですが、私立高校ならコネが大いにききます。教員になってしまえば、もう身分は保証されるので、収入も人並みにもらえます。借金などどうにでもなると思っていました。

大学院の卒業にあたって、私はまた一計を思いつきました。それまで一年間くらい金の無心をするのはやめていた母親に、手紙を書いたのです。大学院を卒業するにあたって、指導教官にも礼をしなければいけない、就職先を斡旋（あっせん）してもらうには、教授の他に、先方の校長や教頭にも何がしかを包まねばならない。私は努めて事務的に書きました。駄目でもともとなので、今までのように卑屈な文面にする必要もなかったのです。

母親からはすぐに電話がありました。なるべく郷里に近い学校に職を求めることはできないだろうかと訊かれ、四、五年先はそれも可能かもしれないと返事をしました。駆け出しの修業を終えてから、実家から通えるような私立高校に転勤するのだという計画を、母親はすんなり受け入れてくれたのです。いくらぐらい必要なのかと言われて、私は内心ほくそえみました。三百万という金はさすがに口をついては出ず、百五十万と答えたのです。翌日銀行の口座には二百万円が振り込まれていました。

大学院を出て実家の近くの高校で求職しなかったのは、自由にパチンコ店通いができなくなるからです。それに田舎だと、教師のくせしてパチンコ店に出入りしていると言われ、人の目もあります。大阪なら、そんな心配とは全く無縁です。

就職は無事決まりました。指導教官への謝礼はシャンパン一本ですませました。もちろん高校の校長などへのつけ届けなんか必要ありません。母親が送金した二百万円のうち百五十万円は借金の返済に当て、残りの五十万を元手にしてギャンブルで増やし、借金を何とかしようと思いました。

実を言えば、その高校の面接の日にもパチンコ店に足を踏み入れていたのです。校長や教頭、社会科の教務主任を前にして、教育の重要さ、公立高校にはない私学の使命、社会人として生徒を送り出す前に社会科教育がいかに大切か、などを熱っぽく語っていた自分が、二時間もたたないうちにスロット台の前に座っているのです。そして同じ台に二万円、三万円、五万円とつぎこむのです。自分の中に全く違う、表と裏の二人の人間がいるようでした。

新任教師というのに、希望に燃える抱負など何もありません。授業が終わると、帰りがけにパチンコ店に寄ります。学校が休みの日は、朝からパチンコ店です。一度うまく出した台の前を通ると、妙にひきつけられます。何回もダメな日が続いたのに、今度こそは出るだろうと思うのです。しかし出ません。右手でダメなら、左手の腹で押してみます。それもダメなら今度はこぶしで押します。強く押してみます。そっと押してもみます。やっぱりダメなので今度は、ひと息おいて押します。次は、連続して押します。しかし思いどおりにはいきません。腹が立ち、今日は帰るしかないと思うものの、どうしても途中ではやめられません。

スロット台の前から離れるのが惜しくて、両替に行くときも小走りになった自分がいます。トイレをさっさとすませ、鏡に自分の顔を映すのですが、確かに何かにとりつかれた顔でした。

授業に当たっては下調べが必要です。でもそんな時間なんかありません。ぶっつけ本番で教壇に立つと、気合いもはいらず、それは生徒にも伝わるのでしょう。後ろの席の生徒は私語ばかりです。普通の教師なら悩むのでしょう。私は知らん顔です。どうせどいつもこいつもロクな生徒ではないし、学校自体も三流校だと見下し始めていました。

職員会議は、ただ出席しているだけです。若い先生方から何か意見を、と促されても、考えなど浮かびません。クラブ活動はバレー部の顧問をさせられていました。それは単に私が背が高いからというだけで、中学校でちょっとやったことがあるくらいです。指導などできないので、足が遠のきます。乞われて、夏休みに何回か顔を出したくらいでした。

九月になって二学期が始まると、たいていの生徒は日焼けをし、男性教員も釣り焼けやゴルフ焼け、野外レジャー焼けの顔をしていました。私だけは青白い顔です。朝から晩まで、時間があればパチンコ店の中にいたので、お日様を仰ぐこともなかったのです。

前日負けたので、今日もしダメだったら早目に切り上げようと思っても不可能でした。負けが四日続いたあと、しばらくツキが戻るまでパチンコ店には足を向けまい、と思っても不可能です。

いつか足を洗わないと大変なことになる、という恐れのようなものは、気持ちのどこかにありました。今日はもう充分負けたので、ちょうどよかった、明日からはやめられる。そう思っていても翌日になると、スロット台の前に座っているのです。二学期の半ばになると、借金はもう四百万円近くになっていました。サラ金の無人契約機の前で、書類に書き込む際、勤務先を書かなければなりません。こんな所で借金していることが学校にバレたらどうしよう、と思う反面、バレるはずはない、バレても何か言い逃れの方法はあるさと最後には開き直ります。

その頃、学校の事務に勤める女の子と時々会うようになっていました。私としては二人目の彼女で、三つ年上でした。私から交際を申し込んだのではなく、向こうからの接近だったのです。土曜日、デパートの前のアーケードで待ち合わせました。約束の十一時というのは中途半端な時間です。その前にパチンコ店にはいったのはもちろんです。ところがそのスロット台が五分もしないうちにどんどん出始め、約束の時間になっても、出続けます。一時間くらいなら遅れてもいいだろうと思って、続けます。出る台をみすみす他人に渡す手はありません。七万円くらい勝って、待ち合わせの場に行ったのは約束の時間を一時間半も過ぎてからです。彼女はその場にいました。ふくれっ面は、私が三千円のランチをおごってやるうちに直りました。食事のあとは映画を見ました。恋愛ものでした。私のほうは中途半端で手放したスロット台が気になるばかりでした。別れるとき、また次のデートの約束をさせられ、しぶしぶ承諾しました。せっかくの休日の半分をデートに使うなど、もったいない気がするのです。

彼女と半年ほどつき合った頃、それとなく彼女のほうから結婚をもちかけられました。私はそれほど魅力は感じないものの、辛抱強い女性だなとは思っていました。デートのとき、一時間も二時間も待たせても、そこに待っているのです。私のほうはパチンコ店にいて携帯電話も切っているので、つながりません。授業の準備で夜更かしをしたために寝過ごしたとか、時計が止まっていたとか、嘘の理由はいくつでも思いつきます。

結婚するにあたってひらめいたのが、高校を卒業して十年は働いている彼女だから、貯金があるはずだということです。結婚もしたいが、自分には借金がある。苦学生で大学院まで進んだので、仕方がなかった。借金をかかえていては結婚できないと言ったのです。彼女は同情的な顔になり、いったいいくらくらいの借金かと訊いてきました。三百五十万だ、と私は答えました。その頃、実際は六百万円くらいの借金になっていたのです。

そのくらいなら負担してもいい、二人で働けば、どうにでもなると彼女は答えます。押しきられるようにして、私は彼女の両親に会わせられました。

私の両親にも会いたいという彼女をおしとどめ、借金の返済を先にしたいと主張しました。彼女が現金を三百五十万用意して、四社のサラ金に一緒に返しに行きました。私から連絡を受けた両親はびっくりしたようです。しかし会ってくれました。そのときの旅費も彼女が出したのです。挙式は半年後に決まりました。

気持ちの隅のほうで、これがスロットの潮時かなとも思いました。しかしまた別なところで、結婚したらそう簡単にパチンコ店には行けなくなる。行くなら今のうち、という気持ちが強くなり、またキャッシュカードで借金をし、スロット台に座ります。

今日はほどほどにしておこう、絶対突っ込まないぞ、と思っていても、やり始めると止まりません。有り金がなくなり、どうして慎重に台を選ばなかったのか悔やまれます。つぎ込んだ十万円があれば、あれも買えたし、これも買えたと悔やむばかりです。

　それなのに、学校が終わると、また足はパチンコ店に向いています。今日は勝つのは無理としても、負けないようにしていればいい、そう決意して始めるのですが、やっぱり負けます。

「あなたの評判、良くないわ」

　と彼女から注意されたのは、そんなときです。ギクリとして、スロット通いがバレたのかと思いました。

「授業が面白くないし、生徒が騒がしくても注意もしないといって、父兄からの苦情が校長先生に寄せられているみたい」

　彼女の戸惑った顔を見ながら、私は腹も立ちませんでした。どうせこんな私立高校なんか、初めから性に合わないのだ。生徒も馬鹿ばかり、と自分のことは棚に上げて、批判ばかりが口から飛び出します。しまいには、彼女のほうが泣き出していました。

　そんななか、私が互助会のお金を流用していたのが発覚しました。職員の冠婚葬祭や出産祝いなど、互助会から出すようになっていて、その管理は社会科の教員が代々受け持っていたのです。通帳は封筒に入れて、金庫に入れておき、その都度鍵を教頭からもらって出し入れします。私がそれを任されたのは、二学期になってからで、通帳の中味を見ると二百万近くの残金がありました。あとで埋め合わせをすればいいと思い、そこから五十万円をおろしていたのです。

私を呼んだ校長と教頭は、何に使ったのか問い詰めましたが、私はガンとして口を割りませんでした。五十万は明日にでも返します、と答えるのみです。

「返却してもらうのは当然ですが、一緒に辞表も提出して下さい」と教頭が厳しい顔で言い、脇で頷いた校長が「免職よりも、依願退職のほうが、あなたの将来に傷はつかないでしょう」とつけ足しました。

こんな学校、辞めてやる、そんな気持ちで辞表を書き、カードで借りた五十万円を持って翌日、校長のところに行きました。

腹の中は煮えくりかえり、校舎に火をつけてやりたい気持ちになりました。一方でどこかサッパリした気分もありました。

辞職を知ったその夜、彼女が血相を変えてアパートにやって来ました。これからパチンコ店に行ってウサ晴らしをしようという矢先です。

「こんな俺だから、婚約なんか解消しよう」

私が半ばヤケになって言うのを、彼女はハラハラ涙を流しながら聞いていました。

「五十万が要るなら何で先に言ってくれなかったの？　もう借金はなかったはずじゃなかった？　いったい何に使ったのよ。私に言ったこと全部嘘じゃない？」

彼女は泣きじゃくりながら、私に訊きますが、そう簡単に口を割れるものではありません。顔をしかめて、口を真一文字に閉じるだけです。

彼女がハンカチで涙をぬぐい、バッグから取り出したのは新聞の切り抜きでした。

「もしかしたら、あなたはこれじゃないの？」

突きつけられた切り抜きの中の、〈ギャンブル依存症〉という文字が目にはいりました。

「これだったら、病気よ。病気なら治療しなくては。治療しない限り進行する癌（がん）のような病気と書いてある」

そんな彼女の言葉を聞きながら、私はやっぱり病気だったのだと納得する思いでした。

ギャンブル地獄の手記　4

ギャンブルでつくった借金は、ギャンブルで返さなければ

私がパチンコにはまり出したのは、高校を卒業してしばらく農協に勤め、四年で転職、事務用品の会社の営業マンになってからです。時間があればパチンコをしていました。休みの日は朝からです。見合い結婚をした妻は、私が残業や休日出勤だと言えば信じていました。

給料は半分くらいしか渡しません。妻はパートの仕事をするようになりました。その収入を見込んで、私のほうは手渡す額を減らしました。営業マンだから、交際に金が要る、接待をしなければ契約が取れないのだと嘘をつきました。あるとき、給料の明細を見せてくれと妻に言われたときも、用心深く書き直したニセ物を見せたのです。

初めは銀行のカードで借金していました。その借金の返済日が近づくと、会社を休んでパチンコ店に直行です。しかし気がせいているので、勝つはずはありません。返済のため、若い頃にはいっていた生命保険を取りくずしました。足りない分はサラ金からです。

その頃は、会社の同僚からも五万、十万と借りていました。気の良さそうな同僚、金を出してくれそうな同僚というのは、直感で分かるものです。理由は何とでもつけられます。妻の病気、妊娠、出産、子育て、親の病気などです。

両親からも借りました。何に使ったか白状すれば肩代わりしてやると父親が答えました。返さなければクビになると言うと、会社の金を使い込んでしまった。株です、と私は嘘をつきました。それならもう二度と株には手を出さないという誓約書を書けと言います。もともと嘘ですから、書くのには何の抵抗もありません。書いているうちに、株もいいかもしれないなと思う自分がありました。

しかし実際に株には手を出しませんでした。やり方がむずかしそうだし、手っ取り早くないからです。やっぱりパチンコが一番でした。大当たりがきたときのあの快感は身体にしみ込んでいて、他のどんなものでも、取って代わることはできません。

休日でも嘘をついて出かけ、妻が出産するときもひとりで病院に行かせました。私が遅ればせながら駆けつけたとき、長男が生まれていました。妻は泣いていました。それは嬉し涙ではなく、出産時に夫が傍にいなかったという情けなさだったようです。

長男が生まれたといっても、私には何の感情も湧いてきません。第一、男児というのが分かっていたにもかかわらず、名前さえも考えていなかったのです。妻は仕方なく、自分で考え、字画がいいかどうかも本で調べ上げていました。私には別段どうでもいいことでした。

子供が生まれると、妻は三週間ほど実家に帰っていましたが、それでまたパチンコ癖がより一段と燃え上がりました。負けたらサラ金から金を借り、勝ってもサラ金の支払いで、イタチごっこでした。冷静に計算すれば、負けが多いのに気づいてもよいのに、頭の中では、勝つことのみ考えていました。勝たなければいけないと思っていると、いつの間にか絶対勝つという確信に変わっているのです。パチンコでは勝てない、などとはゆめゆめ考えません。

妻が赤ん坊を連れて帰って来たとき、借金は友人たちに百万円弱、サラ金に二百万円くらいになっていました。

「あなたが出産費用をくれないので、実家から出してもらいました」

妻がなじるように言ったとき、急に腹が立ち、そんなもの言ってくれれば出してやったのだと声を荒らげました。初めから余計な金など渡すつもりがないくせにです。もう少し赤ん坊の世話をしてくれてもいいのに、と妻がグチをこぼしても、腹が立ち、それならフロに入れてやると、赤ん坊を受け取って、一緒に湯舟にはいったのです。しかし危うく落としそうになって、妻から泣き叫ばれました。「そんなに手荒くするなら、もういいです」

以来、妻がひとりで赤ん坊をフロに入れても、知らん顔をしていました。

ちょっとしたことですぐ腹が立つのは、仕事においてもそうでした。上司や同僚から言われたひと言ひと言が、カチンとくるのです。同僚には面と向かって反発したことがありました。もし、バカな奴だという顔をして背中を向けました。相手は私の急なキレ方にびっくりと怒鳴り、同僚たちが中にはいって、やっと怒りは鎮まったのです。喧嘩の原因は、私が机につくたび椅子を音をたてて引くので、向かい側の机の同僚が注意しただけなのです。スマン、これから気をつけると、私がちょっと謝っていれば何ということもなかったのです。

上司への腹立ちや、取引先での腹立ちはガマンするしかありません。怒りを表に出せば、クビか取引先との契約打ち切りになります。何だバカタレめがと心の中で思い、近くにあるパチンコ店に飛び込み、台の前に座ると、そのムカツキがさっと消えるのです。財布の中味が数百円になってしまっても、やめる気はしません。手元に取引先から支払ってもらった現金があれば、その一部を元手にパチンコをして、勝った金でそれを返し、残りは自分のものにしようと思います。頭は、どうしても勝ったときのことしか考えず、負けた場合のことは考えないようになってしまっていました。

そうやって、取引先の金を全部使ってしまうと、放置するわけにはいきません。カードで借りて穴埋めをするのですが、引き出す金額はいつも必要額よりも大きく、残った金はまたパチンコです。取引先の金にいったん手をつけてしまうと、二度目からは簡単になります。他人の金と自分の金の見分けがつかなくなるのです。気がついたとき、期日までにカード会社に支払わなければならない金額は二百万円ちょっとになっていました。その頃は、もうカードで借りられる限度に達していました。子育てで大変な妻に白状すると、また逆上されるに決まっています。考えに考えた挙句、相談したのは再び父親でした。

定年後も嘱託で働いていた父からは、当然ながら会社の金を使い込んだ理由を訊かれました。パチンコだとは言えないので、営業マンとしての交際費とか、子供が生まれて女房がアルバイトをやめたので生活費が足りなくなったとかの理由をあげ、最後に遊興費をつけ足しました。このままだと会社をクビになり、親子三人路頭に迷うことになると、畳に額をこすりつけ、涙を流しました。必死にしゃべっているうちに涙が自然に出てきたのには、自分でもびっくりしました。

父親は三百万円を融通してくれました。これでひと息つけたのは確かですが、それでカード会社への支払いを済ませても、二百数十万円の借金が残っているはずでした。借金が正確にいくらあるか知るのは恐ろしく、大体そのくらいだろうとしか頭にはありません。

その頃、妻から生活費が不足しているので増やしてくれと頼まれたことがあります。

腹が立ち、そんな余裕などないと怒鳴りつけました。妻としては自分の収入がなくなったので、小遣いもなく、家族がひとり増えた分、生活費もかさんだので、当然の要求だったのでしょう。涙をためながら黙り込んだ妻を見て、私は同情するどころか、ザマミロと思いました。完全に人間としての気持ちがなくなっていたのです。

父親から尻ぬぐいをしてもらって、パチンコをやめていたのは二週間でした。自分のなかでは、もうやめようと誓いをたてていたのに、いったん再開すると、やめていた分の苦しさを取り戻すように、パチンコ店通いに加速度がつきました。過去の失敗は分かっているはずなのに、同じ坂道を駆け下っていく自分がいるのです。

父親の助けでいったん減った借金も、また膨らみ始めました。妻が私の借金を知ったのも、その頃です。家に来た郵便物を、妻が不審に思って開いたのです。どうしてこんな借入れ金があるのか問いつめられて、私は神妙になるのとは反対に居丈高になり、無断の開封を責めたてました。そのときも、妻は泣きながら、生活費の足りない分は実家から借りているのだと打ち明けました。私の怒りの火にはますます油が注ぎ込まれ、実家にまで俺の恥を見せつけるのかと叫びまくりました。赤ん坊は泣き出し、妻も泣き出すで、私は家を飛び出し、パチンコ店に直行、閉店まで過ごしました。もちろん気持ちがたかぶっているので勝つはずはありません。財布の中にあった三万円は消えていました。「俺はダメな人間だ」と思いながら、女房にも冷たい仕打ちをしたなと反省して、家に帰ると、もう妻は別の部屋で寝ていました。それ以降、妻は赤ん坊と共に、別の部屋に眠るようになりました。

「俺はダメな人間だ」と反省していたはずなのに、翌日も会社の帰りにパチンコ店に行っていました。家に帰ると、妻がどうして遅かったのかと訊くので、いつものように残業だと嘘の返答をします。残業なら残業で、何時頃帰ると電話を入れて欲しいと妻から言われ、温めてもらった夕食を食べている途中で箸を置き、怒鳴り返します。残業がいつ切り上げられるか、分かるはずはないと言って、食事を押しやって、フロにはいります。上がると、食べかけの食事は片づけられ、妻は別室で赤ん坊と一緒に寝ていました。

再び会社の金に手をつけたのは、それから半年もした頃でしょうか。サラ金の借金ももう限度に達していて、ヤミ金しかありません。さすがにヤミ金は恐ろしくて手が出せません。解決策は、また父親に泣きつくことです。さすがに今度はメンツが許しません。今さら、メンツもへったくれもないのにです。

使い込みは、会社にすぐバレるわけでもありません。しかし、心理的にも会社に行くのが嫌になり、一日サボってパチンコ三昧です。どうにでもなれという気持ちでした。夕方になって家に帰ろうと思ったのですが、会社から妻のほうに電話がはいっている可能性があります。そうなると、家ではまた修羅場が繰り返されます。しかし絶対的に悪いのは私のほうで、他の誰が悪いのでもありません。その夜はビジネスホテルに泊まり、翌日はカプセルホテルに泊まりました。その間、ずっとパチンコです。台の前に座っていると、何もかも忘れて、頭が重いのや肩が凝っているのも消えてしまいます。絶対負けられないぞと自分に言いきかせ、なけなしの金を少し増やし、ホテル代やうどん代くらいは残りました。

しかし、翌日の土曜日に、文字どおりのスッカラカンになりました。これならもう死んだほうがいいと思ったのはそのときです。私鉄の踏切近くまで行き、物陰に立ってみました。遮断機が降り、電車がそこを通過する直前に飛び出せば、うまく死ねるはずです。何台かの電車の通過を待ちましたが、足は地面に貼りついたように動きません。あまりそこに立っていると怪しまれるので、道を引き返し、七階建てのマンションに目をつけ、屋上まで昇ってみました。屋上には菜園が作られ、建物の周囲には金網が巡らされていました。そこを登ろうと思えば乗り越えられないことはありません。しかし手を金網につけても、足が動かないのです。

自分は死ぬこともできないし、生きることもできない男だと思いました。人の声がしたので、知らない顔をしてまたエレベーターで降りました。家に電話をしたのはそのあとです。

「もしもし」と答える妻の声は、案外冷静でした。私は下腹に力を入れ、会社から何か連絡がなかったかまず訊きました。「会社から問い合わせの電話があったので、今体調をくずして寝ている、連絡が遅れて申し訳ありませんと答えておきました」というのが妻の返事でした。私がほっとしたのは事実です。今から帰る、と言って電話を切りました。

帰宅すると、家に私の両親が来ていました。妻が連絡したのでしょう。自分の卑怯さは棚に上げて、妻に腹が立ちました。余計なことをしてくれた、と妻を睨みつけました。

「いったい、どうしたのか。会社を無断欠勤して、どこをほっつき歩いていたのか。まず話を聞こう」

父親が膝詰め談判のようにして言います。私は下を向き、口をつぐむのみです。母親がさめざめと泣き、妻がハンカチを目に当てます。そのうち赤ん坊が泣き始め、妻はあやすために席を立ちます。

「お前の長男の誕生日、いつか知っているのか」父親が問いつめます。

私はポカンとするしかありません。二月というのは分かっていたのですが、日付がはっきりしないのです。

「お前、情けないとは思わんのか。きのうだよ。きのうが、お前の長男の一歳の誕生日だよ」

父親が厳しい顔をします。「その誕生日に、お前という男は家にも帰らんで、どこをうろついていた。それでもお前は三十男か。精神年齢は中学生以下だ」

そんなふうに罵られても、私は下を向き、口を真一文字にするばかりです。早くこんな時間が終わればいい。ひょっとしたら、また父親が金を出してくれるかもしれない。そのときは、涙を流して、もう二度と絶対パチンコはやりませんと誓おうと決心しました。

「会社に行けなくなったのは、また会社の金を使い込んだからじゃないのか。パチンコにうつつをぬかしたのだろう」

父親はそこで初めてパチンコという言葉を口にしました。「さっき直子さん（妻の名）から、お前の背広のポケットにパチンコ玉がはいっていたと聞いて、ピンときた。パチンコでこさえた借金なら、そうとここで白状しろ。あんなもの、いくらやっても勝つはずはなかろう」

私は父親の言い方が少し優しくなったのを感じて、畳に両手をつきました。パチンコに使ったと白状し、今後は絶対にしません、とまた畳に額をこすりつけます。そう言いながらも、別な自分は、何で俺だけが悪者にならなければいけないのだと反発しています。自分の中に二人の私がいるのです。

この日、私は両親と妻宛てに誓約書を二通書きました。もちろん二度とパチンコは絶対しませんという内容です。書きながら、これで借金地獄からは逃れられるなと思いました。パチンコと永遠に手を切るかといえば、そんな気持ちはありません。

父親が出してくれたのは六百万円でした。使い込んだ会社の金はそれで穴埋めができるし、サラ金への返済もほとんどできるのです。しかし私は全額を返さず、借金を百万ほど残し、六十万円をネコババしました。いつかまたパチンコをするときの資金にしようと思ったのです。そして百万円くらいの借金なら、いつでも返せるという肚(はら)がありました。

一方で、肚の底の方には、借金があるのでまたパチンコをしなければならない、という考えもありました。正常な頭で考えれば妙な論理なのに、そんな考えにとりつかれていたのです。

妻の態度はその後も、どこかよそよそしいものでした。私としては、もう大方の借金が片づいたのだから、お前の心配も消えたろう、つべこべ言われる筋合いはないという考えです。妻がどれくらい苦しんだかなどは眼中にありません。金銭的なものばかりで考えてしまう頭になっていたのでしょう。

会社には何食わぬ顔で月曜日から出社しました。妻の電話のおかげで、病欠ですんでいたのです。

しかしパチンコをやめられていたのは二十日間でした。あの六十万円の元手が私を誘ったのです。元手がなくなり、残っていた百万円の借金が二百万にふくらむまで、三ヵ月とかかりませんでした。

ある日家に帰ると、妻の置き手紙があり、子供の荷物などもなくなっていました。あなたが約束を破ったので実家に帰ります、という内容でした。たぶん、私の両親にも知らせたはずです。両親から今度どう言われるか、気が気ではなかったのです。幸い電話はかかってきません。出て行った妻には、こちらから電話する気もしません。却（かえ）ってせいせいすると思っていました。家には何時に帰ってもよくなり、パチンコを打ちまくりました。

そして二ヵ月たった頃です。父親が急死したという知らせを受け取りました。朝方倒れて救急車を呼んだ、到着したときはもう息がなく心臓も止まっていた、脳卒中だろうと、母親は意外と冷静な声で言いました。慌てて通夜の席に出ました。嫁いだ姉とその夫、会社の寮にはいっている弟も駆けつけていました。もちろん伯父や叔母もやって来ました。その通夜の席上、私は伯父にちょっと来いと言われました。市会議員をしている伯父は、私にはどこか煙たい存在でした。

「お前は棺（ひつぎ）の中の父親を見たか」と訊かれ、見ましたと答えました。「痩せていたろう」と言われて、初めてそんな気がしました。

「お前があそこまで父親を苦しめたのだ。お前が父親を殺したようなものだ」

それだけ言うと伯父は私から離れました。

翌日の告別式には、妻もよちよち歩きの子供を連れ、両親に付き添われてやって来ました。私と言葉を交わすこともなく、焼香をすませると早々に帰って行きました。

読経を聞きながら、私は「やはり自分が父親を殺したようなものだ」と思いつつ、眼は香典に行っていました。早くパチンコがしたい、今日はダメだが、明日は行ける。そう思うと、父親の死などどこかに吹っ飛び、気持ちが晴れ晴れとしてくるのです。

葬式のあと、姉と弟は母が心配なので三、四日一緒にいるつもりのようでした。私は会社を理由に夕方帰ることにしていました。その帰りがけ、母親にこっそり十万円貸してくれないだろうかともちかけました。香典が二百万円近くあったのを知っていたのです。葬式代もそのくらいか、それ以上かかっていたはずです。母親は姉や弟に気づかれないように、私に十万円手渡してくれました。何という罰当たりの息子だろうと、ちらっとは思いました。そんな反省など、翌日のパチンコの歯止めにはなりません。

実家に戻った妻と息子のことなど気にならず、会社にはちゃんと行きながら、せっせとパチンコ店通いは続けました。借金はまたたく間に増えていきました。そして、また も会社の金に手をつけたのです。やっぱりこのパチンコ癖は、死なないと治らないのではないかという気がしました。雨の日、車を運転していて、誰か向こうからぶつかってくれないかなと思うのです。死ねばそれで一巻の終わりだし、怪我ですめば向こうから金をふんだくれます。どっちに転んでもいいのです。

家で自分の首にカミソリの刃を当てたこともあります。しかし妻が一緒にいればとめてくれます。ひとりだと誰もとめてくれません。思い迷った挙句、妻の実家に電話をしてみました。

出たのは妻でした。「今から自殺する」と私はか細い声で言いました。

「勝手に死んだらどう。でもその前にしておくことがあるんじゃない。せめてお義母さんと、お義父さんのお墓の前でおわびをしてから死んだらどう」

妻の言葉に私はカチンときて、「バカ野郎」と叫び電話を切りました。すぐ電話が鳴り、受話器を耳に当てると、妻の父親でした。

「正雄さん（私の名です）、あなた苦しくはないですか」

私を責める口調ではありません。私はしばらく黙ってから、「苦しいです」と答えました。涙がボロボロ溢れてきました。

「パチンコがやめられないのです」

「これは病気ですよ。病気なら治療をしなければいけません。明日の朝、そっちに行きます。一緒に相談に行きましょう。会社は病休をとればすみます」

そうしてここにやってきました。

ギャンブル地獄の手記 5

警察を出て五分後にはパチンコ

私は大学の医学部を二年で中退しました。両親は教員で、父親は中学校の校長、母親もその当時小学校の教頭でした。子供は三人で、姉二人も教員、その夫たちも教師をしていたので、周囲はみんな教師だらけです。私だけ医学の道に進んだので、両親は鼻高々だったようです。

勉強はよくできるほうで、高校は県内でも有名な進学校に入学したのです。実を言うとその頃からタバコ、酒に加えて、パチンコにも手を染めていました。しかし成績は上位を保っていたため、地方の国立大医学部には現役で合格しました。両親は、一族から初めて医者が出るというので喜んでいました。

しかし大学に入学するや否や、パチンコ熱に火がつきました。授業にも出ず朝からパチンコ三昧です。仕送りもパチンコ代に消え、サラ金にも借りまくりました。そのたびに、親に泣きついて尻ぬぐいしてもらいます。その挙句が大学中退です。このままダラダラと大学に在籍していたのでは、パチンコ店通いは永遠に続く。医学の勉強は先が長いのに、勉強どころではない。そう思ったのです。事実、留年して四年間も大学にいたのに単位はほとんど取れていませんでした。

両親も仕方ないと思ったのでしょう。これで一人息子が医者になる道は完全になくなります。しかし社会人になれば自覚も芽生える、両親はそう考えたはずです。

大学中退後、最初に就職したのが楽器店でした。ギターは中学時代からやっていたので、楽器には馴染みがあったのです。その楽器店には五年勤めました。その間パチンコ癖はどうにもなりません。仕事をサボってパチンコ、そしてサラ金という、お決まりのコースが続きました。

知り合ったひとつ年下の女の子と同棲し始めたのも、その頃です。不思議に思ったのが、彼女の両親もまた教師だったことです。彼女は高校を卒業して進学はせずに、不動産会社の事務員になっていました。親の望んだ道からはずれた者同士、何か通じ合うものがあったのかもしれません。

とはいえ、同棲する前にデートをしているとき、彼女の財布からお札を抜き取ることもしばしばでした。三万円あれば一万円札を、一万八千円あるときは五千円札をという具合です。

そんなこと、彼女は知っていたのかもしれません。同棲中も、私は彼女にお金をせびりましたが、嫌な顔をしながらも貸してくれました。その金は同棲中の五年間で、二百万円くらいになったでしょうか。サラ金の借金は四百万円くらいあり、その利息の支払いだけでも大変で、とても追いつきません。

唯一の解決策は、彼女と結婚することだと思いました。結婚すれば、私の両親がすべてを清算してくれると思ったからです。

結果は思ったとおりでした。両親からは一千万円くらい援助してもらったでしょうか。彼女の両親も、私がかつて医学部にはいり、教師の息子だということもあって、結婚には賛成してくれたようです。もちろん、私にパチンコでつくった借金があるなどとは言わなかったはずです。彼女に借りていた二百万円は耳をそろえて返しました。彼女はこれを貯金しておきますと言ってくれました。サラ金の借金もほとんど返すことができました。この、ほとんど、というのがミソです。

負債を全部返すのは、もったいない気がしました。返すくらいなら、多少手元に残しておいて、自由に使いたいという気持ちがどんどん強くなったのです。

楽器店に勤めていると一生涯店員ですし、給料も大して上がっていきません。妻が妊娠した頃、楽器店をやめて、大きな本屋の採用試験を受けました。ここなら正社員として昇進の道も開けています。実を言えば、本を一生懸命に読んだのは小、中学生のときくらいで、高校生になってからは教科書と参考書以外は一切開いたことがありません。大学生になって、パチンコ攻略本を一冊何万円も出して読んだのが、読書と言えば読書でした。

　ついでに言えば、攻略本は全くの詐欺で、書いてあるとおりに打っても玉は出ません。なかには何が書いてあるのか、さっぱり分からない本もあります。詳しく知ろうとすれば、その上の段階の本を、さらに高額で買い求めなければならない仕組みになっています。パチンコに金をつぎ込んだうえに、攻略本でも金を吸いとられるのですから、こっちはたまったものではありません。

　それでも、無事書店に転職してからひと月は、パチンコ店にはいらなかったのです。新たな出発でもあり、妻も妊娠し、自分が間もなく一児の父親になるので、このあたりで足を洗うべきかなという気もしたのです。

　ところがそんな殊勝な考えは長持ちしませんでした。女性の上司から、会計のコーナーの中にじっといるのではなく、店内をあちこち見回って、どんな本がどこに並べてあるのか頭に入れるのも仕事のうちと、小言を言われたのがきっかけになりました。

　もともと、女性から頭ごなしに命令口調で言われるのには、姉二人がいた関係上、ずっと反発していたのです。

　クソッタレと胸の内で言いながら、帰りにパチンコ店にはいりました。足を中に踏み入れたとたん、ムシャクシャしていたものがスーッと鎮まっていきます。やっぱり自分の体質はパチンコに合っているのだと思いました。

閉店までやって使ったのは二万円くらいです。大金といえば大金ですが、気持ちがスッとしたのには換えられません。しかし帰る間際になって、洗面所で髪を洗い、トニックをふりかけました。妻は同棲している間も、臭いで私がパチンコ店に行っていたのをかぎつけていたからです。遅くなった理由は、残業とか会議とか、いくらでも嘘がつけますが、臭いだけはどうにも口実が見つかりません。今度からは、いつも家で使っているヘアー・リキッドをカバンの中に入れておこうと思いました。臭いがいつものとは違うなどと言われないためです。

困るのは洋服についた臭いです。これぱっかりは妙案はなく、今度からはデオドラントの小さなスプレーをふりかけることにしました。

長男がいよいよ生まれることになり、陣痛の始まった妻を病院に連れて行き、夕方、無事に出産となりました。その夜も気兼ねなくパチンコです。しばらく妻は入院しているので、その間はパチンコ店に出入りしても、臭いは気にしないでいられます。

店舗の売り上げ成績はなかなか上がらず、女性の上司からは尻を叩かれ、同僚からはダメな奴だという目で見られているような気がしました。鬱憤はたまるばかりでしたが、そんな頭の中を空っぽにするには、パチンコが一番の妙薬でした。何もかも忘れることができます。ここで一発、一週間に一回、いや十日に一回でもいいので一発当てて儲ければ、借金も解決し、楽しく生活できるのにと思いました。

病院から退院した妻は、そのまま実家に里帰りしたので、勤めが終わると心おきなくパチンコが打てました。サラ金から金を借りるだけでは足りずに、同僚の社員がバッグをロッカーや机の中にしまっているのを確認して、財布から現金を抜き取りました。初めは胸がドキドキしたものの、慣れてくると全く平気になるものです。

この頃です。同僚から、お前の顔普通じゃないよ、と言われました。トイレでじっと自分の顔を眺めましたが、青白い顔に目だけがやけに険しいのです。妻が実家にいるので食事も不規則で、カップラーメンかコンビニの弁当ですませていたのです。体重が減っているのにも気づかず、日に当たらず、暇を見つけてはパチンコ店にはいっているため、顔色も悪いのです。しかし、大丈夫、大丈夫と鏡の中の顔に言いきかせます。パチンコで当たりが続けば、こんな状況もひっくり返せる。そのためにはどんなことがあっても、パチンコを続けないといけない、と思うのです。

私の現金抜き取りが続いたせいで、社内には〈窃盗注意〉の紙が張り出されました。大部屋には防犯カメラも取りつけられ、警察にも被害届が出されたようでした。それでも休日に書店に出かけて行き、何か金目のものはないか探しました。同僚の電子手帳を盗んで質屋に入れたのもこの頃です。

ある日、例の女性の上司から呼び出されて、問い詰められました。当初は知らぬ存ぜぬを決め込んでいました。しかし防犯カメラに映っている自分の姿を見せられては、ぐうの音も出ません。防犯カメラは一ヵ所ではなく、私の知らない別の所にも設置されていたのです。その上司と一緒に警察に行き、取り調べられました。

事情聴取は二時間くらいですんだのですが、警察署から出て、私が一番先に飛び込んだのはパチンコ店でした。

起訴猶予となり、職場とは示談ですませました。その金は両親から借りました。実家に行き、出産費用やその他で金がいると嘘をつき、百万円出してもらったのです。

書店をクビになったのと、妻が赤ん坊を連れて家に戻って来たのは同じ日でした。「今度こそ、きちんとしなければいけない」「親子三人でつましく生きていかなければいけない」と、その日は思っても、翌日はまたパチンコ店に直行しているのです。

一週間くらいパチンコ店通いと就職活動に明けくれました。妻には何も言っていません。朝は定時に出て、夜遅く帰り、残業だと言い含めていました。

再就職先はうまく見つかりました。職を変えるたびに、給料面などの条件は悪くなりますが、背に腹は替えられません。新しい会社の名を妻に言うときは、関連会社に配置換えになったのだと嘘をつきました。

しかしサラ金から届く請求書に妻が気がつくのは時間の問題でした。問い詰められても、パチンコに使ったとは白状しなかったのです。妻は泣き、赤ん坊も泣き出す始末です。私はたまらず玄関のドアを乱暴に閉め、その夜は閉店までパチンコ店にいました。

家に戻ると、アパートの明かりはついていません。そっと鍵を開けて中にはいると、テーブルの上に白い紙が置いてあります。「あなたとの生活には疲れました」と妻の字で書かれていました。赤ん坊の着替えや妻の洋服などもなく、実家にまた戻ったのだと私は思いました。

それでも、困ったと思ったのはほんの一瞬でした。翌日からまた自由気ままな生活が始まりました。サラ金には借り尽くしているので、もう新たに借りるのは無理です。思いついたのは、新しく勤め出した会社の同僚から金を盗むことと、会社の金の横領でした。集金の業務も任されていたのですが、二十万の集金のところを十五万にして、残りの五万円は先方が後で支払うことに書類上してしまうのです。「俺はまた同じことをやっている」と思いました。

同僚の財布からの盗みは見つかりませんでした。横領はひと月もすると発覚しました。すぐに返しますと上司の部屋で土下座をして、許してもらいました。金策をするところは両親以外どこにもありません。電話をかけ、「会社の金を盗んでしまった。このままでは妻子もろとも路頭に迷う。会社からも訴えられる」と、母に代わって電話口に出た父親に言いました。半ば本当のことを言ったのですが、このくらい脅しておけば、両親もびっくりして断れないだろうと読んでいたのです。

「頼むからお前、死んでくれ」

それが父親の第一声でした。ムカッときました。

「会社の金を盗む度胸があるなら、ビルの屋上から飛び降りるなり、電車に飛び込むなりしろ。お前が女房と赤ん坊からも見放されていることは、もう聞いている。誰ももうお前の味方はしない。いさぎよく死んでもらったほうが、八方うまくいく」

「おう、死んでやる。死ねばいいんだろう。息子に死なれて後悔するなよ」

私はガチャンと電話を切りました。外は雨でしたが、そのまま傘もささずに飛び出しました。ヘッドライトをつけてこちらに向かってくるトラックに飛び込めば、もう何もかも解決すると思うのです。ですがあと一歩の足が動きません。高層の市営団地に上がって、通路から下ものぞいてみました。やっぱり死ねません。

死ぬ前に、気のすむまでパチンコをしてみたい。そうすれば心おきなく死ねるのにと思う気持ちにかられるばかりです。

会社に支払う金がないので、会社には行けません。そのまま無断欠勤をして、街の中をぶらつきました。混んでいる郵便局にはいって、中年のおばさんが何気なく台の上に置いたバッグに眼がいきました。何か伝票に書き物をしているので、そっと近寄り、バッグの中に手を入れて、財布を抜き取りました。

何くわぬ顔をしてその場を離れ、地下街のトイレで中味を確かめると八万円と少しはいっていました。大収穫です。キャッシュカードなどはそのまま残して、財布は紙袋に入れてごみ箱に投げ入れました。

こうなると、盗みそのものがギャンブルに思えてきます。デパートの催し場に行き、買い物に熱中している女性たちに混じって、鵜の目鷹の目で獲物を探します。一番いいのは、ずらりと洋服をかけている所で、物色していると装い、洋服の陰からバッグに手を伸ばすやり方です。あるとき、トートバッグの中にあるセカンドバッグに手が触れ、そのまま引き出し、コートの中に隠してうまくその場から離れることができました。十数万円の他に、ブレスレットのようなものもはいっていて、これはすぐに質屋で換金して、七万円になりました。

無断欠勤をして十日もたった頃でしょうか。アパートのドアベルを昼間から鳴らす音がしました。会社の上司か、あるいはヤミ金の借金のとり立てかと思いました。その頃、もうヤミ金に一社手を出していたのです。いずれにしても出る必要はなく、居留守を決め込んでいると、ドアを開ける音がします。アパートの大家が男二人を連れて立っていました。男の一人が警察手帳を私の顔の前に突き出して、そのまま上がって来ました。

「汚い部屋だな。足の踏み場もない」

刑事二人は部屋の中を眺めまわしました。

「ひとり暮らしか。仕事は何をしている？　借金はいくらある？　質屋に行ったことはないか」と矢継ぎばやに訊いてきます。

しどろもどろになっていると、服を着るように言われ、警察署に連れて行かれました。そこでベルトをはずされ、財布も取り上げられ、逮捕されたのです。手錠をかけられて、二方向からの写真も撮られました。

留置場の中には、いかにも目つきの鋭い丸刈りの中年の男と年寄り、そして外国人のような片言の日本語しか話せない三十がらみの男がいました。こんな場所は初めてなので、老人から話しかけられても、返事もできません。気持ちはうわの空で、寒さも加わり、全身が震えました。昼にパンの差し入れがありましたが、喉を通りません。朝食をとっていないのにです。

これで俺の人生も終わったと思いました。午後になって調書をとられました。デパートでの窃盗のことは白状せざるをえませんでした。防犯カメラに映っていたのです。

その日の夕食は何とかはいりました。夜は寒いのといびきでなかなか眠れませんでしたが、翌日になると気持ちも落ちついてきました。俺は死んだのではない。何とかなるという気がしてきたのです。

母親が面会に来てくれたのは六日後です。泣いて、まともな人間になってくれないと、わたしたちは死ねない、家を継ぐのはお前しかいない。このままだと先祖に顔向けができない。お前が立ち直ってこつこつと働くのなら、わたしはどんな協力もする、と言うのです。私には涙も出ません。またかと思い、その裏で助かったとも思いました。

警察に捕まったのは二回目でしたが、セカンドバッグの件は賠償するという条件で、二週間後に起訴猶予となりました。しかし警察署を出て五分後にはパチンコ店に飛び込んだのです。二週間していなかったので、これは喜びでした。夢中でやりました。嫌なこともいっぺんに吹っ飛びます。

翌日、母から言われていたように実家に行き、誓約書を書きました。パチンコ店にははいらない。借金もしない。真面目に働く。その代わり、両親が借金のすべては肩代わりしてやる、というものでした。このとき両親が払った金額は二千五百万近くあったはずです。会社から横領した金も返済し、依願退職になりました。サラ金にも、ヤミ金にも、ほとんど借金はなくなり、アパートを引き払って、実家に帰りました。実家から通える範囲のところで仕事を見つけることにしました。

妻の実家にも両親と一緒に頭を下げに行き、これからの立ち直りを見ていて欲しい、真人間になってみせるので、その際はまた三人一緒に新しい生活に踏み出そうという結論になったのです。

親類の仲介で見つかった仕事は、植木会社の運転手でした。樹木や庭木を現場に運べばいい比較的楽な仕事ですが、朝早く出かけて、八時頃、現場に到着しなければならないときもあります。トラックからおろした庭木を、植木職人がそこで庭に植え込むのです。その代わり、三時頃に仕事が終わる日もあります。土曜日曜を必ず休めるとは限りませんが、代休はとることができました。

国道や県道を走っているとき、いやがおうでも目にはいるのはパチンコ店でした。本日打台入れ替えののぼりを目にすると、パチンコ欲求が湧いてきます。新聞のチラシにも、毎日のようにパチンコとスロットの宣伝がはいっています。

そして初めての給料が振り込まれて最初の休みの日、私は吸い込まれるようにして、前々から目をつけていたパチンコ店にはいっていました。前の夜は、興奮してあまり寝つけなかったのです。久しく遠ざかっている音が耳に聞こえ、光も瞼(まぶた)の裏に浮かびます。もうそのときは誓約書のことも妻子のことも、どこかに吹き飛んで消えていました。

また再開したパチンコとサラ金への借金が両親にバレたのは半年後でした。サラ金への新たな借金は二百万円近くにふくれあがっていました。

叔父がひょっこり顔を見せたのもそんなときでした。回覧板を手にして、あんたはこの病気に違いない、相談に行ったほうがいいと言うのです。ギャンブル依存症の七つの症状が書かれていて、○をつけると全部あてはまっていました。そのビラは、大学病院の精神科が発行したもので、専門外来を開設したという説明も載っていました。両親と叔父に付き添われて、外来を受診したのは二日後でした。

ギャンブル地獄の手記 6

自分のギャンブルは、どこかで大逆転できる

私がパチンコと競馬にはまり出したのは二十代の半ばです。私はミッション系の私立大学を出たあと神学校に進み、牧師の道を進み始めていました。両親はクリスチャンではなく、私が牧師になるのは大反対でした。しかし私の熱意があまりに強いので、最後は折れて生活費は出してくれました。神学校時代も土日はもっぱら競馬でした。

競馬は小中学生の頃、やっぱり競馬好きだった父親に連れられて行ったことがあり、その雰囲気は知っていました。何か祭のような高ぶった気分になり、馬が走る前のファンファーレが好きでした。父親は勝ったときは、帰りがけにカツ丼をおごってくれました。父親自身は刺身定食をとり、うまそうにビールを飲んでいました。負けたときは、二人とも丸天うどんだったのを覚えています。

パチンコ店にもよくはいり、アルバイトの給料の大半はそれに消えていました。こんなギャンブル好きの牧師がこの世の中にいてはいけないのではないかと反省する一方で、聖職者は清濁併せのむようでなくてはならないという勝手な理屈もつけていました。い

かにも神学生然としている友人たちへの反発もあったのだと思います。

神学校を卒業すると、関西の比較的大きな教会を紹介されました。そこには主任牧師と副牧師がいました。

牧師とはいえ、いつも教会にいるわけではありません。競馬とパチンコをする時間はあります。

このパチンコと競馬に次第にのめりこむにつれて、教会からの給料だけでは足りなくなりました。家にお金は入れていないので、給料のすべてを自分のために使えるのですが、それでも不足するのです。不足する分は、ローンで借金するしかありません。教会発行の身分証明書を見せると、サラ金ではすぐに金を貸してくれました。それがその後の借金漬けの人生の始まりでした。

最初の百万円は、一年もしないうちにパチンコと競馬に消えてしまいました。そのあとまた別のサラ金です。こうしてサラ金の借金が増してくると、副牧師の給料は、利子の支払いだけで大半が消えていくようになりました。

それでもパチンコ店には通うのです。パチンコで損をした分を取り戻そうとして、競馬場にも行くのですが、これも最終レースでスッカラカンになってしまいます。第十レースで十数万円儲かっても、それを三、四倍に増やそうとして、次のレースと最終レースで大穴ねらいになり、結局はオケラになります。この繰り返しでした。

自分の脳ミソはどうかしているのではないか、と思うこともありました。なぜなら、競馬では負けたことのほうが圧倒的に多いはずなのに、数少ない大勝ちだけを記憶しているからです。自分は意志が弱いのだ、弱いからやめられないのだ、とも思いました。

借金が四百万円くらいになったとき、どうにもならなくなって、教会から蒸発しました。サラ金で借りたお金十万円くらいを握りしめて、ひなびた温泉宿に行ったのです。温泉につかりながら、のぼせた頭を冷やそうとしたのか、もう牧師になる気がしなくなったのか、それともすべてが嫌になったのか、自分でもどんな考えだったのかはっきりしません。

しかし温泉につかっても、珍しい山菜料理を食べても、気持ちはいっこうに晴れません。何とかしなければならないという焦りを先送りしているだけでした。しかし先送りすればするほど、せっぱつまった気持ちになってきます。そして、どうにかなるさという気持ちが、次の瞬間やってきます。

金が底をつきかけた五日目に、家に電話をかけました。出たのは母親で、電話口で泣き出し、父親に代わりました。

「すぐ帰って来い。借金は何とかなる。帰って来ないと、どうにもこっちは動けない」

このひと言で、肩の力がすっと抜けていきました。家に帰って父親の前で頭を下げました。借金はいくらかと訊かれたので、思いつくまま紙に書き出してさし出したのです。

「四百八十万か」父親はため息をつき、母親はまた泣き出します。

「自分で何とかするから、いいよ」

私は強がりを言いました。案の定、父親が声を張り上げました。

「何とかできないから、姿をくらましたのだろうが。よくもそれで人さまに説教を垂れる牧師でいられるな」

こっちはぐうの音も出ません。言われるがままに、もう今後は絶対に借金をしないという誓約書を書きました。

このときの借金は、父親が貯えを出し、それで足りない分は、休耕田を売ってつくったようです。どうせ私は農業を継ぐ気は全くなく、姉はサラリーマンに嫁いでいたので、父親の代で、先祖代々の農家はもう断絶していたのです。父親もそれで構わないと諦めていました。

十日後に教会に戻り、主任牧師にあやまりました。借金でどうにもならなくなったとは言えず、信仰上の迷いで、あちこち放浪していたと嘘をつきました。主任牧師は、よく帰って来てくれたと許してくれ、私はまた何くわぬ顔で、教会の業に戻ったのです。

しかし大人しくしていたのは半年で、競馬熱に再びとりつかれました。しばらくやめていて、借金の重荷がなくなったのが、気持ちを大きくしたのです。初めは、勝つことよりも競馬に参加することに意義があると、変な理屈を自分で考えつきました。参加しなければ、勝つチャンスはゼロです。また競馬場と場外馬券場通いが始まったのです。競馬再開からひと月たった頃、万馬券が当たりました。二千円の元手が、最終レースで三十万円近くになったのです。やっぱり自分には特別な能力が備わっているのだと、ほくそえみました。

平日はパチンコ店にも行かず教会で務めを怠らず、ひたすら土曜日の競馬場行きを楽しみにしていました。馬の血統事典を買い、金曜の夜は、学生時代の試験勉強と同じで、必死で予想をたてます。いよいよ土曜日になると、朝から気はそぞろです。何かと理由をつけて教会を出、駅を降りて、競馬場が見える所まで来ると、知らず知らず小走りになっています。

レースが始まると、モニターの前で大声をあげます。「走れ、走れ。そのままハナの差だ」と、応援するのです。最終レースの前に持ち金を全部使い果たしても、それは、たまたま運が悪かったのだと自分に言いきかせます。自分に特別な能力があるという自信だけは、不思議なことにしぼみません。

三十歳になったとき、主任牧師が見合い話をもち込んできました。相手は別の教会の教会員で、栄養士として中学校の給食室で働いていました。私よりひとつ年下だったので、焦りもあったのでしょう。すんなりと話はまとまったのです。もちろん私のギャンブル癖は相手も知りません。結婚式の費用も、新婚旅行の費用も、すべて親がかりでした。私に貯金があるはずはありません。貯金どころか、もう借金は三百万くらいに増えていました。

教会の給料の半分はその利子払いで消えていきます。家内に生活費を渡すと、もういくらも残りません。それでまたカードで借りるのです。

家内は私の給料が安いのを知って、仕事を続けました。半年くらいたつと、もう家内は私の競馬好きは知っていました。牧師という仕事は、普通の人間には分からないストレスもあり、私は他に何も趣味がないので、ひとつくらいはと認めているフシがありました。

土曜の午前中は務めがあるため、午後に場外馬券場に通います。日曜日は、午前中は礼拝の手伝いで費やし、午後に競馬場に行こうと思うのです。それでも、やはり朝からソワソワし出して、礼拝中も気がそぞろでした。

借金は、返しても返しても増えるばかりでした。そのうち子供が生まれて、家計の出費は増える一方になりました。子供が小さいうちは、家内も勤めをやめて母親業に専念しましたが、私が手渡すお金で生計が成り立つはずはありません。不足分は実家に借りに行っていたようですが、私は知らぬ振りを決め込んでいました。

考えれば考えるほど、自分が情けない人間であるのは間違いないのです。それでいて、自分は絶対誰かに守られている、いつかはこれまでの負けを取り返せるという、妙な自信も根強く残っているのです。

自分は牧師として失格ではないのか、何か自分が破滅の方向に突き進んでいるのではないかという薄ら寒い恐怖も、競馬場に行くと、すっかり忘れてしまいます。こっちがスッカラカンになったとき、何センチもある一万円札の束を手にして窓口から離れる客を見ると、猛烈に腹が立ちます。ちくしょう、あの野郎が儲けたので、こっちは損したのだという気がして、恨めしくなるのです。

どうして自分には、あんな当たりが来ないのか。何か分からないものに、いつも腹を立てていたのもこの頃でした。自分よりも恵まれている者を見ると、無性に腹が立つのは、私が物心ついてからの習性のようです。甘やかされて育ったせいで、自分の思いどおりにならないと、大声で泣き叫ぶか、すねて不貞腐れるかが、私のやり方でした。

他の子供が持っていて自分が持っていないおもちゃがあると、駄々をこねて、ついには親を根負けさせた記憶は、何十何百とあります。小さなプラモデルを買ってもらったのに、隣の子のものがそれよりも大きかったりすると、また怒って、こんなものいらないと投げ捨ててしまうのです。溜息をつきながら母が大きいのを買ってくれるのに、それはすぐに倦きてしまいます。いつも不満、不平、そして怒りが、身体の中に、子供時代からくすぶり続けているような気がします。その意味では、大人になりきれず、いつまでも子供のままだったのです。

妻は、自分が働いてコツコツ貯めたお金は、私に見つからないように隠していました。それを探すために、私は妻子がいないところで家の中を漁るようになりました。不思議なことに、どこに隠されていようが、お金のニオイはかぎつけられるものです。子供の服を入れているタンスの引き出し、赤ん坊のオムツカバー、米びつの中などです。そこに現金入りの封筒を見つけると、一万円札を一、二枚だけ抜き取って知らぬ顔をしていました。子供のための貯金通帳や妻のクレジットカードを盗み出して、引き出したこともあります。暗証番号は、案の定、子供の誕生日でした。

サラ金からの借金もまた増えていて、どうにもならなくなったとき、妻から離婚届をつきつけられました。それまで何度か実家の両親に相談に行っていたのでしょう。

妻の離婚届が本気でないことは分かっていました。世間体は気にするほうなので、子供二人を連れて実家に戻ることは、両親が許しても、本人のプライドが許さないだろうと思っていました。

妻は私の両親にも泣きごとを言ったのでしょう。両親からすぐに呼びつけられました。過去に借金の肩代わりもしてもらっているので無視もできません。ぼろくそに言われるのは覚悟していました。

実際その場では、口を極めてののしられました。お前をそんな人でなしに育てた覚えはない、お前のためになけなしの金をはたいてきたのも、いつかお前が目を覚ましてくれるのを信じていたからだ、このままでは先祖にも顔向けができん、いったい牧師としての自分の人生を、女房と子供二人がいる人生を、どう考えているのだ、女房子供と馬とどっちが大切なんだ、と父の説教は一時間にわたって続きました。母はその横で泣いているだけです。

私は下を向きながら、なぜ自分はそこまで犬畜生、人でなしと言われなければならないのかと、腹を立てていました。今までは確かに負け続けてきた。しかしこれから気をつけて神経を集中させておけば必ず勝つ、勝てばこれまでのことはすべて帳消しになる、と父の苦言に必死に耐えていました。

父にはその様子が、私が反省しているように見えたのでしょう。最後の手助けとして二百万円は出すから、それで借金を清算しろ。心を入れ替えるので、もう一度チャンスを与えてくれという誓約書を書け、と言ったのです。私は自分の耳を疑いました。これで救われたと思ったのです。二百万円のためなら、誓約書などお安い御用です。

父はこの誓約書を手にし、妻の実家に私と一緒に行き、詫びを入れ、何とかもう一度立ち直る機会を与えてくれるよう頼み込みました。私も涙を流しながら、畳に額をこすりつけて、再出発を誓ったのです。その代わり、離婚届に私が署名をし、妻が保管して、いつでも役所に提出できるようにしていました。

サラ金の借金の一部は、父からもらった二百万円の大部分を使って返済しました。大部分といったのには訳があり、すべてを借金返済に使うのは、何とももったいなく思えたからです。五十万円を手元に残していれば、これが百万円にも二百万円にも増えていきます。しかし手元が○円だと、全く増えません。それに、借金がゼロになると、次から借りにくいのです。

そうやって私は、週末毎に十万円使うことにしました。土日の午後は競馬に行けるので、一日に五万です。この五万円が十倍になったとして、一週間に百万円です。そこまでは事がうまく運ばないにしても、五倍くらいにはなるでしょう。そのためには、これまでと違って、慎重のうえにも慎重にならなければいけません。

しかし第一日から、五万円はあっという間に消えていました。慎重になるあまり、一レースにつき七通りか八通りの馬券を買います。たとえその中の一枚が当たったところで、大した額にはなりません。次の週もその次の週も金をつぎ込んでしまい、ひと月で全部なくしてしまいました。

それでギャンブルがとまればいいのです。ところがここまで火がつくと、もう頭のなかは競馬の熱で煮えたぎっています。止むはずがないのです。ヤミ金に手を出したのはそのときです。

ヤミ金からだけは絶対金を借りない、借りたときは、もう自分は終わりだと思っていたのに、煮えたぎった頭では、そんな自分への誓いなど、火にくべた紙同然でした。しかも、ヤミ金は星の数ほどもあるので、一ヵ所から借りてしまえば、変な度胸もついてきます。気がつくと四ヵ所から七十万借りていました。こうなると利子を払うだけで、給料の半分は消えてしまいます。

妻には相変わらず、生活費は渡していません。生活費は妻が弁当屋のアルバイトで得た給料でまかなっていたのです。

あるとき、仕事から戻ると、妻と子供二人がテーブルについていました。食事は終わったようでした。私が当然のように椅子に座ったところ、妻が真剣な顔で問いかけました。

「お父さん、今日は何の日か分かっていないのね」

私はきょとんとするばかりです。

「今日はリエの誕生日だから、ケーキくらい買ってくるかと思ったけど、やっぱり期待したのが間違いだった」

リエというのは下の娘の名前です。あ、そうかと思いました。すまないと謝るどころか腹が立ちました。それならそうと、朝の出がけに言ってくれればいいのだ、人を試すようなことをしやがって、と息まいたのです。

そのあと、妻が冷蔵庫から出した小さな丸い誕生日ケーキが四等分されて、私の前にも置かれたのです。私は一切手をつけませんでした。腹立ちをおさえきれず、夕飯を食べるとフロにはいり、妻子と口をきかないまま夜中までテレビを見ていました。

子供が寝たあと、妻が問いつめました。

「お金のとりたての電話があったけど、また始まったのではないの？　あれだけ約束しておいたのに」

「ウルサイ！」

私は自分でも驚くくらい大声を出し、テレビのリモコンを壁に投げつけていました。

妻が子供二人を連れて実家に帰ったのは、翌日です。教会から帰ると、ランドセルなどがなく、妻の身の回りの品もなくなっていました。おそらく、実家の父親が車で迎えに来たのでしょう。ぼうっとした頭が急に現実に引き戻されたのは、電話が鳴ったときです。ヤミ金からの利息の催促でした。払おうにも現金がないのです。売れるものは何でも売れ、相手はそう脅しました。

翌日、案の定、別のヤミ金から教会に電話がかかってきました。まるでヤクザ言葉なので、これは大変なことになったと思いました。そこで思い出したのが、多重債務者の相談窓口です。電車の中で読んだ新聞に記事があったので、電話番号を手帳に控えていたのです。

思い切って電話すると、中年の男性が出て、借金の額や借金の理由などあれこれ訊かれました。ギャンブルのための借金などとは言えず、生活費や、病弱な子供の治療費だと嘘をつきました。すぐ書類を送るので、それに書き入れたあと、妻と一緒に来るように言われました。最後に、もう今日限り借金はしないように釘(くぎ)をさされて電話は切れました。ひょっとしたら金を貸してくれるかもしれないという虫のいい期待は見事にはずれました。

ヤミ金からの電話は、家にも教会にも、のべつまくなしにかかってくるようになりました。電話が鳴るたび、心臓が縮む思いでした。

週末、家の中にある家財のめぼしい物を手当たり次第車に積んで、リサイクルの店に持って行きました。置き時計や古いカメラ、コーヒー沸かし器、レンジなど、金目のものはありません。思いついてタンスを開けると、妻の礼服がかかっていたので、それも箱に詰め込みました。

本棚にあった本も、別のダンボール箱に詰めました。一番値打ちのあるものと言えば、自分がはめている結婚指輪です。これもはずしたりはめたりして迷いました。背に腹は替えられません。質に入れることにしました。

しかしリサイクル店に行っても、家財は大した額になりませんでした。古本屋に持ち込んだ本は二千円にもなりませんでした。指輪だけは、三万円借りることができ、やっぱりと思いました。

現金が五万円近く手元にあると、これを五倍十倍に増やそうとする考えが、ムラムラと湧き上がってきましたが、必死で我慢しました。まだ給料日は先なので、生活費もいるのです。とりあえず四社のヤミ金に一万円ずつ利息を払うようにしました。

ガランとしたアパートに戻ると、どうにでもなれという気持ちで、しばらく畳の上に寝ころがっていました。堕ちる所まで堕ちた。自分には牧師など務まらない。資格もない。父親から罵倒されたように、自分は犬畜生にも劣る人間だと思いました。

カバンの中に、古本屋で見つけたギャンブル依存症の本があることを思い出し、寝ころがりながらパラパラと開いてみました。まず目にはいったのは、「ギャンブルでつくった借金など放置しておいていい」でした。別な所で、「ギャンブル依存症は、れっきとした病気で、誰でもかかる、お釈迦様でもかかる」とも書いてあります。私はえっと驚きながら、病気診断のための二十の質問を自分に当てはめてみました。二十項目すべてがイエスでした。やっぱりこれは病気だったのです。

そう思い、巻末にあったGA（病的ギャンブラーの自助グループ）の一覧表を見て、行ってみる気になったのです。

初めてGAに参加した翌日、私は主任牧師にこれまでの所業をすべて吐き出しました。主任牧師は私の話を黙って聞いていましたが、家内の親から話がいっていたのでしょう。あまり驚きませんでした。

「私はあなたが自分から言うのを待っていました。しばらく別の教会の預かりとします。

そこで自助グループに通いながら、五年間ギャンブルをやめられたなら、ここに戻って来なさい。そのときは、奥さんも多分許してくれるはずです。そしてこの教会の中に、GAを立ち上げてもいいです。自分自身が地獄を見たのですから、GAを通して、神への奉仕ができると思います」

私は深く頭を垂れ、さめざめと泣いていました。この十数年間で初めて味わった真実の涙でした。

二、ギャンブル地獄の正式診断

　ギャンブル地獄の中でのたうちまわっている人たちは、さまざまな名称で呼ばれてきました。

　戦後間もなくから一九七〇年代までは、〈強迫的ギャンブラー〉の呼称が大勢を占めていました。〈強迫的〉の意味は、「やめたくてもやめられない」ことです。例えば〈強迫的〉確認行為がそうで、家の鍵を確実に締めたかどうか気になって、電車で目的地に着いてもあと戻りして確かめます。ガードマンをしている人がこの強迫性障害にかかると、数ヵ所の戸締まりだけで一時間ほどもかかって、なかなかその場から立ち去れません。やめたくてもやめられないのです。

　ギャンブラーたちの自助グループであるGA（ギャンブラーズ・アノニマス）は、一九五七年に米国で発足したせいもあって、当時流布していた病名の〈強迫的ギャンブル〉、〈強迫的ギャンブラー〉という言い方を用います。

　GAで用いている診断項目は次の二十項目で、ミーティングの冒頭でみんなで読み合わせをします。

GAでの20の質問

1 ギャンブルのために、仕事や学業がおろそかになることがありましたか。

2 ギャンブルのために、家庭が不幸になることがありましたか。

3 ギャンブルのために、評判が悪くなることがありましたか。

4 ギャンブルをしたあとで、自責の念を感じることがありましたか。

5 借金を払うためのお金を工面するためや、お金に困っているときに、何とかしようとしてギャンブルをすることがありましたか。

6 ギャンブルのために、意欲や能率が落ちることがありましたか。

7 負けたあとで、すぐにまたやって、負けを取り戻さなければと思うことがありましたか。

8 勝ったあとで、すぐにまたやって、もっと勝ちたいという強い欲求を感じることがありましたか。

9 一文なしになるまで、ギャンブルをすることがよくありましたか。

10 ギャンブルの資金をつくるために、借金をすることがありましたか。

11 ギャンブルの資金をつくるために、自分や家族のものを売ることがありましたか。

12 正常な支払いのために、「ギャンブルの元手」を使うのを渋ることがありましたか。

13 ギャンブルのために、家族の幸せをかえりみないようになることがありましたか。

14 予定していたよりも長く、ギャンブルをしてしまうことがありましたか。

15 悩みやトラブルから逃げようとして、ギャンブルをすることがありましたか。

16 ギャンブルの資金を工面するために、法律に触れることをしたとか、しようと考えることがありましたか。

17 ギャンブルのために不眠になることがありましたか。

18 口論や失望や欲求不満のために、ギャンブルをしたいという衝動にかられたことがありましたか。

19 良いことがあると、二、三時間ギャンブルをして祝おうという欲求が起きることがありましたか。

20 ギャンブルが原因で自殺しようと考えることがありましたか。

GAでは、このうち七項目以上あてはまると、〈強迫的ギャンブラー〉の可能性が極めて高い、としています。

実際GAに出席している人たちは、一項目読み上げるごとに、「はい」「いいえ」と答えます。たいていは「はい」です。第一章にあげたギャンブル地獄に陥っている六人は、ほとんどが十九点か二十点になるはずです。最後の自殺しようと思ったかの項目も半数から三分の二の人が「はい」と答えます。

他方、精神科の領域では、米国で一九八〇年以降、パソロジカル・ギャンブリングという診断名が採用されました。WHO（世界保健機関）の国際疾病分類もそれに追従しているので、この呼称が一般的でした。

問題は、その日本語訳をどうするかです。最初〈病的賭博〉という邦訳が当てられており、私自身もその呼称を使っていました。しかしその後「賭博」という言葉には違法な響きがつきまとうので、〈病的ギャンブリング（ギャンブラー）〉という訳が当てられるようになりました。

そして二〇一三年刊のDSM-5では〈ギャンブル障害〉と改称され、現在精神医学界ではこの呼び方が普通になっています。

他方でDSM-5は、依存（ディペンデンス）という用語が廃止され、嗜癖（アディクション）という用語にとってかわられています。

ＤＳＭ－５での診断項目

1 興奮を求めてギャンブルに使う金額が次第に増えている。
2 ギャンブルをやめているとイライラして落ちつかない。
3 何度ギャンブルをやめようとしてもやめられない。
4 いつも頭のなかでギャンブルのことばかり考えている。
5 いやな感情や問題から逃れようとしてギャンブルをする。
6 ギャンブルで負けたあと、負けを取り返そうとしてギャンブルをする。
7 ギャンブルの問題を隠そうとして、家族や治療者やその他の人々に嘘(うそ)をつく。

8 ギャンブルのために、人間関係や仕事、学業などがそこなわれている。
9 ギャンブルでつくった借金を他人に肩代わりしてもらっている。

ＷＨＯの国際疾病分類の基になっている米国の精神疾患分類（ＤＳＭ－５）では、このような診断項目があげられています。

以上の九項目のうち四～五項目以上あてはまれば軽症、六～七項目で中等症、八～九項目で重症と診断されます。

私自身が三十年近く使っていて重宝しているのは、サウス・オークス・ギャンブリング・スクリーン（ＳＯＧＳ）です。この原型は一九八七年、米国のサウス・オークス財団で作られ、私はその数年後から自分で邦訳して使っていました。

SOGSの診断項目

1 ギャンブルで負けたとき、負けた分を取り返そうとして別の日にギャンブルしますか。

a、しない
b、2回に1回する
c、たいていする
d、いつもそうする

2 ギャンブルで負けたときでも、勝っていると嘘をついたことがありますか。

a、ない
b、半分はそうする
c、たいていそうする

3 ギャンブルのために何か問題が生じたことがありますか。

a、ない

b、以前はあったが今はない
c、ある

4 自分がしようと思った以上にギャンブルにはまったことがありますか。
a、ある　b、ない

5 ギャンブルのために人から非難を受けたことがありますか。
a、ある　b、ない

6 自分のギャンブル癖やその結果生じた事柄に対して、悪いなと感じたことがありますか。
a、ある　b、ない

7 ギャンブルをやめようと思っても、不可能だと感じたことがありますか。
a、ある　b、ない

8 ギャンブルの証拠になるような券などを、家族の目にふれぬよう隠したことがありますか。
a、ある　b、ない

9 ギャンブルに使うお金に関して、家族と口論になったことがありますか。
a、ある　b、ない

10 借りたお金をギャンブルに使ってしまい、返せなくなったことがありますか。
a、ある　b、ない

11 ギャンブルのために仕事をサボったことがありますか。
a、ある　b、ない

12 ギャンブルに使うお金はどのようにしてつくりますか。またどのようにして借金しますか。あてはまるものに何個でも○をつけて下さい。
a、生活費をけずって

b、配偶者や両親、子供の金から
c、親類や知人、友人から
d、銀行から
e、サラ金から
f、定期預金の解約
g、保険の解約
h、家財を売って
i、その他、いくつでも書いて下さい（家庭内窃盗、横領、着服、窃盗など）

採点の仕方は、質問1はc、dで一点、質問2と3はb、cで一点、質問4から11はaで一点、質問12は○印一つにつき一点、および、その他の事柄の数だけ各一点です。五点以上が〈ギャンブル障害〉で、三点と四点は、将来〈ギャンブル障害〉になる可能性の高い〈問題ギャンブリング〉です。

このSOGSの特徴は、前に掲げたGAやDSM－5の診断方法に比べて、借金に重点を置いている点です。

本来SOGSは、一般人口の中からギャンブル症者を抽出するために考案されています。私のクリニックを単身、または家族に引っ張られるようにして訪れる患者さんは、ほとんど十点以上になります。私は本人と家族にどれだけ重症か分からせるために、相撲の番付にたとえて説明します。

十、十一点は小結、十二、十三点は関脇、十四、十五点は大関、そして十六点以上は横綱です。

仮に十点未満の前頭がたまにいたとしても、「これから先は、治療しない限り、順調に出世して間違いなく三役になります」と太鼓判をおします。小結の患者さんに対しても、同様に、「おめでとうございます。治療しなければ、将来、大関、横綱は間違いなし」と手を叩くのです。

そうです。〈ギャンブル障害〉の特徴は、アルコール依存症や、覚醒剤などの薬物依存と同じく、進行性で自然治癒がないという事実です。

風邪や擦り傷などは、放っておいても治る自然治癒があります。しかしギャンブル症者になってしまうと、自然に治ることはもうありません。放置していれば、どんどん悪化していきます。

進行性で自然治癒がないという点では、腫瘍と似ているかもしれません。いえ、悪性の腫瘍でも稀に自然治癒が報告されているので、〈ギャンブル障害〉は悪性腫瘍より恐ろしいと言えます。

人は誰でも悪性腫瘍になると、何とか治療しようとして必死になります。本人も家族もです。ところが、〈ギャンブル障害〉は、本人に多少の自覚があっても、「どうにかなる」と思って問題を先送りするか、無視します。気づかない、いえ気づこうとしないうちに、病気はどんどん進行していきます。

家族も、最初はそんなに重大視はしません。いつかは本人が自覚をもってくれるだろうと、説教を垂れ続けます。何度も何度もです。しかし腫瘍が説教で治らないのと同じく、〈ギャンブル障害〉には説教など、屁の突っ張りにもならないのです。

どの腫瘍に対しても治療法があるように、〈ギャンブル障害〉にも、ギャンブル地獄から抜け出す治療法があります。本書の目的は、まさに地獄からの脱却法を本人と家族、そして親類縁者、友人、知人に知ってもらうことなのです。

三、ギャンブル地獄の二大症状は借金と嘘(うそ)

　第二章でギャンブル地獄の診断方法を三種類紹介しました。こまごましていて分かりにくいという向きもあるでしょう。あるいは、本人がのらりくらり沈黙を決め込んで、しゃべらない場合も多々あります。本人が黙っているのですから、診断のつけようがないのです。

　そうしたとき、借金と虚言があれば、百発百中ギャンブル障害の診断がつきます。借金と嘘、これがギャンブル地獄であがいている人間の見まごうことない二大症状です。

まず借金です。二〇〇五年の八月から二〇〇七年の七月までの二年間に、私のクリニックを初診した百人のギャンブル症者を調べた結果では、ギャンブルの開始年齢の平均は二十歳二ヵ月、借金の開始年齢は、二十七歳半となっています。二〇一三年八月から二〇一五年五月までの第二回調査の結果では、ギャンブル開始年齢は十九歳七ヵ月、借金開始年齢は二十五歳八ヵ月と少し早くなっていました。つまり、ギャンブルを始め、はまり出すと、六年から七年半後には借金が始まるというわけです。

二十五、六歳といえば青年期を終え、これからようやく人生に踏み出すという大切な年代です。結婚準備の年齢でもあります。こうした大切な時期に借金生活が始まるのですから、前途がどんなに困難なものになるか、容易に想像がつきます。

人生への踏み出し期の借金ですから、親兄弟としては、何とかしてやりたいのはヤマヤマでしょう。放っておいては、息子や兄弟に将来はないので、借金の肩代わり、いわゆる尻ぬぐいをしてやりたくなります。

借金をチャラにして肩の荷を軽くしてやれば、人生の再出発も可能になると、誰しもが思うものです。もちろんその際、本人に対して、もう絶対にギャンブルはしないし、借金もしないという誓約書や念書はとるでしょう。書きつけは要求しなくても、畳に額をつけて謝罪させ、誓いをたてさせるくらいはするはずです。

これが結婚前であれば、借金があったことなど、相手には内緒にしておきたいのが人情です。借金は親兄弟が尻ぬぐいしているので、真っサラな状態で新しい結婚生活にはいっていけます。借金があったことなど、ましてそれがギャンブルによるものであったことなど、相手に告白するのは野暮というものでしょう。

ところがです。この病気の特徴を思い返してみましょう。悪性腫瘍よりもタチが悪く、治療しない限り進行し、自然治癒もないのがギャンブル障害です。うまく結婚生活にはいったとしても、治療はせずに病気はもとのままですから、またすぐにギャンブルが再開されます。

借金を尻ぬぐいしてもらったあと、どのくらいして再びギャンブルに手を染めるかは、個人差があります。もうその日から行く者もいれば、ひと月ふた月くらいは鳴りをひそめている者もいます。しかし三ヵ月も我慢できるギャンブル症者は稀です。半年も神妙にしてギャンブルしないでいる者は皆無でしょう。

しかも悪いことに、尻ぬぐいは病気を進行させるという厳然たるカラクリがあります。チャラにした、リセットしたというのは見かけだけの話で、見えないところで病気はぐんと進行してしまうのです。

ですから再び始まったギャンブルのために、再度の借金が表沙汰になるのは時間の問題なのです。二回目に発覚したときの借金の額は、その前の回より増えているのが通常です。一回目の尻ぬぐいは百万円ですんだのが、二回目は二百万円、三回目は三百万円といった具合に増えていきます。

二度目、三度目の借金が発覚すると、再び前回のように親族が集まり、一体いくら借金をしているのか、本人に白状させます。額を言ってくれないことには肩代わりのしようがないからです。三百万円もある借金のうち、二百万円だけ尻ぬぐいするという結論にはなりません。それでは中途半端で、本人がまたギャンブルに走るのは目に見えているからです。

しかしここにもまた落とし穴があります。本人はすべての借金を白状しません。百八十万円の借金があっても、百五十万円としか言いません。六社くらいのサラ金に借金があっても、一社くらいは口をつぐんでいることが多いのです。

これはギャンブル症者の見栄(みえ)でしょうか。百八十万円の借金よりも三十万円少なく言うことは、見栄なのかそれともプライドの表われでしょうか。

そうではないのです。全く借金のない状態が怖いというのが真相でしょう。借金まみれの生活を長年してきているので、全く借金がない生活が居心地が悪いのです。

あるいはこう考えてもいいかもしれません。借金を少し残していれば、次の借金がしやすくなります。借金ゼロの状態から借金するのと、少々借金がある状態から借金を増やすのとでは、とっかかりやすさが違うのです。しかも、少し借金が残っていると、その借金をまたギャンブルで返してやろうと、自分を奮いたたせることもできます。借金のない状態では、ギャンブルに対して気合がはいりません。

そんな馬鹿げた心理など、到底理解できないと言う家族の方もいるでしょうが、これほど、ギャンブル症者の頭の中では常識では考えられないことが起こっているのです。その意味では、借金の一部を白状しないで黙っておくのは、次のギャンブル再開への準備段階と言えます。

この章の冒頭で、ギャンブル症者のギャンブル開始年齢は二十歳前後、借金開始年齢は二十五〜八歳と書きました。こうやって借金と尻ぬぐいが何度か続いた挙句、私のクリニックを初めて訪れる平均年齢は、三十九歳です。つまり、借金地獄が始まって、周囲あるいは本人が病気だと気がついて精神科のクリニックに辿りつくまでに十年強かかっています。

この十年強の間に、どのくらいの借金をつくるのでしょうか。いえ、そもそも精神科に辿りつくまでに、どのくらいのお金をギャンブルにつぎ込んでいるでしょうか。

二〇〇五年から二〇〇七年に私のクリニックを初診した百人の平均は、千三百万円でした。ギャンブル開始年齢は二十歳前後、受診時平均年齢が三十九歳ですから、約十九年間に、千三百万円がギャンブルに消えたことになります。

しかしこれはあくまで自己申告に基づく数字ですから、本当はもう少し金額は増えると考えてさしつかえありません。

その第一回調査では、受診までにギャンブルに使った金額の最高額は、一億一千万円でした。しかしこの最高額は、その後もっとすさまじい患者が来て破られました。記録破りの患者が使った額は、一億六千万円でした。

この二人の患者はいずれも中年です。ギャンブルの種類も、主としてパチンコとスロットですから、他の患者と大同小異です。本人の給料や退職金、相続遺産はもちろんですが、両親の貯金、田畑山林、不動産なども泡と消えています。兄弟姉妹、伯父伯母などの親族も借金の肩代わりをしていました。

このようにギャンブルに使われた金額の大きさから、私たちは何を学ぶべきでしょうか。

それは、借金の尻ぬぐいで、ギャンブル障害が止まることはない、という冷酷な事実です。

進級や卒業、昇進、結婚などの本人の門出を祝うために、あるいは横領や着服からの失職を防止するために、周囲は尻ぬぐいをします。そこには、本人に立ち直って欲しいという願いがこめられています。たいていの場合、「もう二度と絶対、ギャンブルはしません」という誓約書を本人が書いています。

しかし繰り返して言います。この誓約書が守られることは、万にひとつもありません。この病気はそんなヤワなものではないのです。誓約書など、当初から反故も同然なのです。

尻ぬぐいは、覚醒剤常習者が、覚醒剤が射てなくて苦しんでいるときに、救ってやろうとして覚醒剤を射ってやるのと同じです。中毒症状は、射つごとに重篤化していきます。

それでは借金はどうしたらいいのでしょう。詳しくは十章以降で述べますが、簡単に言えば放置が一番です。

放置すると、利子がふくらむばかりと心配になるかもしれません。しかしこれこそが、尻ぬぐいで病気を重くするよりも、何倍か賢いやり方です。たとえ利子が増えたところで、新しく借金されるよりはよほど少額ですみます。五百万円を尻ぬぐいすると、たちまち病気が進行し、次の借金は、それ以上の六百万、七百万円になります。それよりも利子の増え分のほうがよっぽど少なく、また病気の進行も鈍いものにとどまります。

借金が判明した時点で、当人のギャンブル行為がもはや病気の域に達しているのは明らかですから、借金は放置し、精神科を訪れて、きっぱり診断をしてもらうことが大切です。

このときも、病院やクリニックに行くのと引き替えに、借金の肩代わりをすることは勧められません。あくまでも借金は背負ったままで治療にはいらせるべきです。

尻ぬぐいをしてやり、身軽にさせたうえで治療に移らせるという、家族・縁者のなさけ心、親心は理解できます。しかし、本人の借金は、あくまで本人が少しずつでも返済していくという、この重しが、再びギャンブルへと足を踏みはずさないためのガードレールの役目をしてくれるのです。

ある患者は、三十代後半からパチンコ、スロット、競馬、競輪にうつつをぬかし、妻子には出ていかれ、養育費を払いながら仕事だけは続けていました。借金をしつつ、両親からも金を無心し、実家の家屋敷も銀行の抵当にはいるようになり、何とか定年まで勤め上げました。大手の企業だったので退職金も相当あり、借金はそれでほぼ返しましたが、お姉さんからの借金と両親からの借金は残りました。

　お姉さんと二人の弟さんに襟首をつかまれて、私の診察室にやって来たのはその頃です。

「兄貴、ここで死んでくれ。死なないなら、俺たちの前から消えてくれ」

　これが弟さん二人の言い分でした。

　その後ろでお姉さんはハンカチを目に当てていました。それはそうでしょう。惣菜屋をしているお姉さんは、夫には内緒で、何百万円かをこのギャンブル障害の弟に貸していたのですから。夫にこの事実が露見すれば、何と言われるか分かりません。離縁される恐れだってあるのです。

　周囲に借金しまくったギャンブル症者は、このように、兄弟縁者からは恨まれるものです。

　幸いこの患者さんはこれを機に治療の道にはいり、ギャンブルをやめて十五年以上になります。今でもこの患者さんが受給している企業年金と厚生年金を管理しているのは、お姉さんです。


　二大症状のふたつ目は、虚言です。ギャンブル症者になると、どんな嘘でもつきます。

昔から「嘘八百」とは言われていますが、ギャンブル症者の嘘の数は、そんな生っちょろい数ではありません。「嘘八千」、「嘘八万」いや「嘘八十万」と思っていたほうがいいでしょう。

私がこれをある患者に言ったところ、「いいえ、嘘をついた回数なら、八万回どころの騒ぎではありません」と答えました。私は「どうしてそれが分かりますか」と、思わず訊いたものです。

「タバコの本数と同じくらい、嘘をつきましたから」が返答でした。「一日何本タバコを吸いますか」「大体、三十本です。それを二十年続けましたから」というのが答えでした。

一日三十回の嘘として、ひと月九百回、一年に一万八百回、これを二十年とすれば、何と二十一万六千回の嘘になります。〈嘘八万〉どころではありません。「嘘八十万」が事実に近いのです。

財布をなくした、車上荒らしにあった、置き引きにあった、同僚に不幸があって思わぬ出費があった、送別会があった、友人の見舞い金に使った、などと夫が妻に嘘をつくのは序の口です。

帰りが遅かったり、休日の出勤にも嘘がつきまといます。残業した、決算で遅くなった、仕事が片づけられず出勤しないといけない、上司の呼び出しがあった、出張命令が出たので一泊二日で留守をする、など、ギャンブル場に行く口実に嘘が次から次へと繰り出されます。

もちろん給料にも嘘の黒い手が伸びます。会社から振り込まれる給料にしても、本人が操作をして、まず自分が総額を受け取り、その中から妻が管理する口座に振り込みます。妻は会社からの振り込みだと思って、信用します。残業をしている割には、給与が少ない、ボーナスもたったこれっぽちかと疑いをもっても、会社の景気がよくない、サービス残業だと、嘘はいくらでもつけます。

妻が明細書を要求すると、会社がくれないとか、会社の机の引き出しに入れているとか、言い訳をしてなかなか手渡しません。切羽詰まると、ニセの給与明細書を作ります。精巧に作成するので、会社勤めの経験の浅い妻は、コロリとだまされるのです。

両親への金の無心も、手を替え、品を替えて、さまざまな理由が創り出されます。妻が病気入院した、子供が病気になった、学費がかさむ、会社が倒産したので当座の生活費がいる、家賃が上がった、係長になったので部下を飲み食いに連れていく費用がいる、上司へのつけ届けも必要になった、など、近くに住んでいない両親はいとも簡単にだまされ、お金を振り込むのです。このあたりは、振り込め詐欺の手口と大して変わりません。

同僚や友人、知人も、同様の手口でちょくちょく金を貸すはめになります。借りっ放しではなく、時折、返済してくるので、つい信用してしまうのです。Bからの借金でAに少しばかり返済する自転車操業に過ぎないのに、AとBの間には交流がないので、患者本人の借金癖はなかなかバレません。

　嘘は一度つき始めると、それを糊塗するためにまた嘘が必要になり、何重にも嘘が重ねられます。

　ギャンブル症者の頭のなかは、寝ても覚めても、どんな巧妙な嘘をつけばいいかで占められます。思考がそこに集中するので、編み出された嘘は精巧にできていてなかなか見破られません。しかしあまりに考えすぎて、見え見えの嘘になってしまう場合もあります。

　パチンコ店に何時間もいると、髪や服に独特の臭いがつきます。そのまま帰ると、妻に見破られる恐れがあります。そんなときは、車のトランクに、パチンコ店専用の服を入れておき、入店する前に、着替えるのです。髪についた臭いは、店の出がけに洗面所の水で洗い、整髪料をふりかけてごまかします。

　嘘はしかし、五年も十年もバレずにすむものではありません。しかも八百でなく、八万も八十万も嘘をついているのですから、どれかひとつはバレ、それがもとで、ズルズルと他の嘘も芋ヅル式に発覚するのが通常です。

　こうなるとギャンブル症者は観念し、いくらかの嘘については認めます。しかし全部の嘘まで認めるような潔さは、もち合わせていません。

ある程度は認めて、「もう今後は一切嘘はつきません」と誓います。しかしこの誓いからして、もう嘘なのです。ギャンブルを続けている限り、嘘は永遠に続きます。

借金と嘘、この二大症状のために骨の髄まで苦しむのが、配偶者であり、親兄弟です。夫の借金で、家計はいつも火の車、そのうえ度重なる嘘で裏切られた妻は、病気にならないほうが不思議でしょう。

第一回の調査では百人のギャンブル症者のうち、六十五人に妻がいましたが、そのうち十人がメンタルクリニックに通院中でした。六人がうつ病で、あとの四人は、パニック障害、不安障害、不眠症、自律神経失調症です。これは既に他院で治療中の妻だけを数え上げたもので、すべての妻の精神症状を診断すれば、治療が必要な妻の割合はぐんとはね上がるはずです。

事実、ギャンブル症者の夫と共に私のクリニックを受診したあと、妻のほうが、うつ病で通院を開始した例も少なくありません。第二回の調査では、五十七人に妻がいて、そのうち六人がうつ病で別のクリニックで治療を受けていました。

借金と虚言に振り回された配偶者は、精神的な病気のみならず、身体的な病気にも罹患します。頭痛や高血圧、息切れや喘息、胃潰瘍、下痢と便秘、関節痛に腰痛、耳鳴りとめまい、といったぐあいです。

本人はケロリとしているのに対し、周りの者が、心労からことごとく病気になっていくというのが、ギャンブル障害の特徴なのです。地獄は本人だけでなく、周囲にも広がります。

四、地獄へいざなうギャンブルの種類

ギャンブル地獄へ続く門はいくつもあります。合法的なものから非合法なものまで、あるいはギャンブルとは見なされていないギャンブルもあります。

日本で認められている公営ギャンブルは四種類、競馬、競輪、競艇、オートレースです。これに宝くじとスポーツ振興くじが加わります。ですから日本には合法的なギャンブルが六種あると考えていいのです。

れっきとしたギャンブルでありながら、これまでずっと国がギャンブルではなく、現在でも遊技（ゲーム）だとしてきたのが、パチンコとスロットです。なるほど確かに、二〇一八年に可決成立された「ギャンブル等依存症対策基本法」では、「ギャンブル等（公営競技、ぱちんこ屋に係る遊技、その他の）」となっています。しかしやはり、パチンコとスロットは遊技なのです。このカラクリの狡猾さについては後述します。

非合法とされているギャンブルは、賭け麻雀（マージャン）、花札賭博、サイコロ賭博、バカラ賭博、野球賭博、ルーレット、そして二〇一八年六月にいわゆるカジノ法案が可決されたとはいえカジノ（賭けポーカーなど種々の違法賭博の開張）などです。

そして最後にあげなければいけないのが、ＦＸ（外国為替証拠金取引）やデイトレードなどの株の取り引きです。

さてこのうち、国内でギャンブル地獄へいざなう門が最も広いのは、どれでしょうか。

先に述べたように、二〇〇五年八月から二〇〇七年七月までに私のメンタルクリニックを受診したギャンブル症者百人の統計があります。

パチンコのみ――十七人（四人）
スロットのみ――二十二人（二人）
パチンコとスロット――四十三人（二人）

百人のうち、何と八十二人が、パチンコ・スロットによってギャンブル地獄にはまり込んでいました。括弧内は女性の数です。女性は八人です。その全員がパチンコ・スロットで地獄行きになっていました。

ちなみに、残りの十八人は、ひとりずつ、はまり込んでいるギャンブルの種類が微妙に違っていました。

パチンコ＋スロット＋競馬
パチンコ＋スロット＋賭け麻雀
パチンコ＋スロット＋サイコロ賭博
パチンコ＋スロット＋花札賭博
パチンコ＋スロット＋競輪＋競艇
パチンコ＋スロット＋競艇＋宝くじ
パチンコ＋スロット＋競馬＋賭け麻雀
パチンコ＋スロット＋競馬＋競艇＋花札賭博＋サイコロ賭博
パチンコ＋競馬
パチンコ＋オートレース
パチンコ＋ルーレット
パチンコ＋競艇＋賭け麻雀
スロット＋バカラ賭博
スロット＋賭け麻雀＋カジノ
オートレース
宝くじ
賭け麻雀

花札賭博＋野球賭博

これではっきり理解できるように、パチンコ・スロットがらみでないギャンブル症者は、わずか四人しかいません。

違法行為に手を染めているギャンブル症者は十一人です。違法ギャンブルについては、警察の立ち入り捜査の記事を時折新聞で見かけます。とはいえ、まだまだ水面下で行われていることが、この統計でも分かります。胴元はたいてい暴力団であるはずで、その毒牙に一般市民もかかっている点は見過ごせません。

しかしその違法ギャンブルの存在以上に、私たちが驚かされるのが、パチンコ・スロットによる犠牲者の多さです。パチンコ・スロットのみが八二パーセント、パチンコ・スロットがからんでいないギャンブラーはわずか四パーセントという事実には、めまいさえ覚えます。二〇一三年から二〇一五年にかけての第二回調査でも、パチンコ・スロットのみは五十八人、パチンコ・スロットがらみでないのはわずか二人でした。わが国のギャンブル障害の大部分は、パチンコ・スロットによって生み出されているのです。賭博・法案で、ギャンブル等のなかに姑息にパチンコとスロットを忍び込ませるのは、全く現実離れなのです。

この割合は、公営ギャンブルのない県ではさらにはね上がります。私のクリニックのある福岡県は、公営ギャンブルがすべて揃っているので、パチンコ・スロットへの依存度は、そうでない県より低くなっている可能性があります。

ギャンブル地獄へと続く門の広さでは、パチンコ・スロットが群を抜き、他のギャンブルを凌駕している事実は、各ギャンブル毎の年商を考慮してみると、納得がいきます。

わが国のギャンブル産業の年商は約三十兆円と考えてさしつかえありません。三十兆円というと、ピンときませんが、比較のために二つの産業を引き合いに出すと、この三十兆円がいかに巨大な数字であるかに驚かされます。ひとつは自動車産業です。日本のトヨタ、日産、ホンダ、ダイハツなどすべての会社の年商を合計しても、七十兆円にはなりません。稼ぎ頭であるトヨタの年商は三十兆円、二位の日産が十二兆円ですから、ギャンブル産業の巨大さが分かります。もうひとつが国民の総医療費で、四十兆円を少し超える額です。全国の百貨店の総売上げは六兆円を割っています。ギャンブル産業はその五倍なのです。

ギャンブル産業の内訳を見てみましょう。まず競馬です。日本中央競馬会が三兆円弱です。地方競馬になりますと、ぐっと下がって六千億円になります。競艇が一兆円強、競輪で七千億円、オートレースが七百億円、宝くじは一兆円弱、スポーツ振興くじは一千億円強になっています。これらの公営ギャンブルを合計すると、六兆円強くらいになりましょうか。残りがパチンコ・スロットということになります。パチンコ・スロットの年商は、二〇〇三年頃三十兆円に近づきました。二〇一六年で二十四兆円強です。

要するにわが国のギャンブル産業の年商の約七〜八割を、パチンコ・スロットが占めている計算になります。従って、ギャンブル症者の大部分がこのパチンコ・スロットによって生み出されているという統計上の事実も、ごくごく当然の帰結なのです。

自動車産業は、全国に工場を持ち、営業所を各地に設けて、あの大きな製品を作って、売って、七十兆円です。パチンコ・スロットは、あの小さな玉をころがし、小さなコインをジャラジャラいわせて、二十数兆円です。

国民総医療費は、全国の病院や診療所、薬局で医師や看護師、薬剤師、多様なコメディカルスタッフが働いての四十兆円です。かたやパチンコ・スロットは、台の前にじっと座って玉をころがし、小さなドラムを回しての二十数兆円なのです。

もうひとつ、パチンコ・スロットの二十数兆円がいかに巨大な額であるか、実感できる比較があります。それは出版業界の年商です。これだけ多くの本や雑誌が毎日出版され、購入されても、年間の売り上げはいまや二兆円を大きく割っています。パチンコ・スロット業界の年商の十分の一以下なのです。

本や雑誌には多くの労力がつぎ込まれています。もともとはただの紙ですが、その国の文化を担うのは、出版業といっていいでしょう。学校の教育も教科書によって行われるし、成人してからの教養も、情報取得も、その多くは出版物の恩恵を蒙(こうむ)っています。

この本を読んでいる、あなた自身も、このささやかな出版物によって知識を得ています。しかしその年商は、パチンコ・スロットの十分の一にも及ばないのです。何たる悲惨な国でしょうか。

一時期、日本国内には一万六千軒くらいのパチンコ・スロット店がありました。弱肉強食のこの業界で、資力の弱い店は淘汰（とうた）されて、現在は一万軒くらいの数があると考えられます。

パチンコ・スロット店の数は減っても、減らないのが、パチンコ・スロットの台数です。国内に四百六十万台あると言われています。この数字も、あまり実感がわきません。しかし、世界と比較すれば、腰が抜けるほど驚かされます。

パチンコ台は、日本以外の国にはまずありません。外国にあるのは、スロット台とルーレットやその他のギャンブル台、すなわちゲーミング・マシーンです。その総数は全世界で七百六十七万台です。なんと日本にはその六割の台数が集中しているのです。いかに日本が、このパチンコ・スロット台で覆い尽くされているかが分かります。この総数を国別に人口比で見ると、第一位がカリブ海に浮かぶギャンブルの島セントマーチン島で、十二人に一台です。第二位がモナコで二十六人に一台、そして第三位が何と日本の二十八人に一台です。あのマカオですら四十六人に一台なので、日本はまさしくギャンブル天国、いやギャンブル地獄の国なのです。

最近は国内の高額納税者の番付が発表されなくなりましたが、二〇〇四年度の高額所得者上位百人のうち、十二人がパチンコ・スロット店や、その機器の製造メーカーの関係者で占められていました。全体の年商を考えれば、当然の結果です。このパチンコ・スロット店の多さが、わが国のギャンブル症者のあり方を特異なものにしています。

諸外国では、性別や年齢によって、のめり込むギャンブルの種類が違っています。欧米の場合、男性は競馬、スポーツくじ、ルーレット、ブラックジャック、ポーカー、スロットです。女性はビンゴです。また若者はスロット、中年は競馬とカジノ、高齢者はビンゴが多くなっています。

ところが、わが国では老若男女を問わず、誰もがパチンコ・スロットにはまっているのです。

このような明白な事実が存在するにもかかわらず、わが国ではこのパチンコ・スロットは、二〇一八年の法案にあるとおり、単なる遊技なのです。遊技ですから、本来のギャンブル場としての規制が全くありません。どこに建てようが、どんな宣伝をしようが、足枷（あしかせ）はありません。新たな建設を規制するとすれば、学校や公共施設の周辺数百メートル以内は禁止というような条例しかつくれません。これでは駅前や国道沿いに、建てたい放題になります。そもそも、これからそうした条例をつくったとしても、既存の店には適用されないのが普通でしょう。

パチンコ・スロットが遊技とみなされる根本的な理由は、店内で景品の換金をしていないという一点だけにあります。換金をするのは、店外に設けられた古物商である景品買取所です。

この微妙なパチンコ・スロット業界の現実を取り締まっている法律は、風俗営業等の規制及び業務の適正化等に関する法律第二十三条です。ここでは、客に現金を提供すること、提供した景品を買い取ることを禁じています。その二つのうちどちらかを行えば、店の営業行為はギャンブルとなって、たちまち違法行為になります。

つまり、この法律を事実上骨抜きにしているのが、景品買取所という存在です。

パチンコ・スロット店が景品を出し、それを店外の景品買取所が換金し、景品問屋を経て景品は再びそのパチンコ・スロット店に買い取られる。これは誰もが否定しない事実です。しかし違法行為とはされません。これを「三店方式」、景品交換所と景品問屋の間に集荷業者がはいれば「四店方式」といいます。全く巧みな法逃れです。

景品買取所は、パチンコ・スロット店のあずかり知らない場所で、店とは全く関係のない業者が運営する。取り引きされている景品もその店が買い取らない。これが違法行為とされない前提です。しかしこの処置が有名無実化しているのは周知の事実でしょう。法律が骨抜きにされているのです。

一九八五年に施行された風俗営業適正化法はまた、著しく射幸心をそそるような機器による営業を禁止しています。パチンコでこの射幸性が問題とされたのは、まず一九五〇年頃に出現した連発式です。東京都公安委員会は五四年、連発式パチンコを禁止します。しかし単発機になると客足は遠のき、長い低迷期にはいります。

これを救ったのが、一九六〇年代に出現したチューリップです。一九六九年、警察庁はここで新たな基準を通達したのですが、その内容は、一分間百個以内の発射速度と、一回の出玉十五個というものでした。そこですかさず出現したのが電動式パチンコで、一分間百個以内なので警察庁は認可しました。

さらにパチンコ業界に興隆をもたらしたのが、一九八〇年頃から普及し出したフィーバー機です。自動的に止まるドラムの絵柄が７７７となると、下方にあるアタッカーが三十秒開き、その間に中央部のＶゾーンを玉が通れば、アタッカーはさらに三十秒開きます。発射される玉数はあくまで基準内の一分間百個ですから、三十秒で五十個です。三十秒間に二十個の玉がアタッカーにはいると、出玉数は三百個になります。これも一回当たりの出玉十五個の基準は守っています。玉はＶゾーンを通り続けるので、アタッカーは五分間開き続けます。出玉の総計は驚くなかれ三千個です。

これが射幸心をあおってはいけないという風俗営業適正化法に抵触するのは、火を見るよりも明らかです。警察庁は一九八五年、フィーバー機のアタッカーは、十個で閉じなければならないという通達で取り締まりました。

多少詳しく、パチンコ業界と機種の歴史を辿りましたが、これには理由があります。それは、パチンコ・スロットを正真正銘の遊技にするか、限りなくギャンブルに近いものにするかは、全くもって警察庁の胸三寸にあるのです。

つまり法律を骨抜きにするかしないかは、ひとり公安委員会と、警察庁の手綱さばき次第なのです。しようと思えば、警察が管轄する古物商である景品買取所の閉鎖だってできます。あるいは射幸性を理由にして、機器の違法性を訴えて撤去に追い込むこともできるのです。

要するに、この分野の権限は公安委員会と警察庁が握っていて、競馬を管轄する農林水産省も、競輪とオートレースを管轄する経済産業省も、競艇を管轄する国土交通省も、全く無関係なのです。

法律を変えることができるのは国会ですが、そもそも国会はこうしたギャンブルの規制問題には興味がないようです。パチンコ業界から多額の金が、国会議員の懐に流れているとしか思えません。そして二〇一八年、カジノ法を成立させ、日本にこれまで存在しなかったカジノの設立に向けて足を踏み出しました。

パチンコ・スロットのギャンブル性をそのままにしてカジノをわが国に持ち込むなど、無謀そのものと言えます。

日本の文化は諸外国でも人気があります。マンガやアニメ、寿司などの和食、生花や茶道、カラオケが欧米に広まっています。ひとりパチンコだけが外国に広まらないのはなぜでしょうか。それは、どの国もパチンコをギャンブルとみなしているからです。日本だけが、世界の基準からは全くかけ離れた鎖国状態の中で、パチンコ・スロットを遊技として扱っているのです。

かつて地球温暖化現象について、ゴア元米国副大統領が「不都合な真実」と言いました。パチンコ・スロットを括弧つきでなく本物のギャンブルとして認めることも、「不都合な真実」なのかもしれません。

それなら誰にとって、これが明るみに出ると都合が悪いのでしょうか。パチンコ・スロット業界には、実に多くの業界がからんでいます。プリペイドカード会社、半導体を使ったチップ会社、液晶メーカー、セキュリティ会社、空気清浄機会社、玉・メダルの製造会社、設計・施工会社、椅子などの備品メーカー、コンピューター会社、運送業、旧日本道路公団、それに最近ではマンガやテレビの画像が使われるので、歌手やマンガのキャラクターを提供する出版社、マンガ家、俳優なども業界の恩恵を受けています。

マスメディアのテレビや新聞も、パチンコ・スロット業界のおかげで懐を潤していきます。地方局に至ってはテレビのコマーシャルも多いし、新聞のチラシにパチンコ・スロット店の宣伝がはいらない日はないくらいです。スポーツ紙に至っては、半ばギャンブル紙の性質を備えています。ここに、マスメディアが、この業界の矛盾を本気で取り上げない理由があるのではないかと、私はにらんでいます。

消費が冷え込んで不景気が声高に叫ばれている昨今、パチンコ・スロット業界に規制をかけて衰退させれば、景気はよけい悪くなるという声も聞こえてきそうです。

しかし、こうした欺瞞的な状態を持続させて、次々とギャンブル症者を生み出すのが、国としてはたして正しい態度なのか、じっくり考えてみる必要があります。

ギャンブル症者百人を対象としたギャンブル統計の中に、違法行為がいくつか判明しました。賭け麻雀、野球賭博、花札賭博、サイコロ賭博、バカラ賭博、ルーレットなどの私設カジノです。百人中十一人、つまり一割が違法ギャンブルにはまっています。これもまたあまり論議されない事実であり、わが国は非合法ギャンブルの餌食にもなっているのです。

相撲界を揺るがせた野球賭博は、対象になった百人の患者中、ひとりしかやっていませんでした。それなのに相撲界では多くの力士が野球賭博をやっていたわけで、いかに相撲界の土壌が長年にわたって違法賭博に汚染されていたかが分かります。そのあと二〇一六年には、バドミントンの有力選手たちの違法カジノ通い、プロ野球選手による野球賭博が明るみに出ました。これらは、国民全体がギャンブルに対して鈍感になっていることの反映とも言えます。

前の章で述べたように、ギャンブルと借金は表裏一体ですが、二〇一〇年に施行された。いわゆる改正貸金業法によってローン・キャッシングのルールが変わりました。お金を借りにくくする一方、貸す側の暴利を抑制するためです。具体的に言えば、①借入れ総額は年収の三分の一以内、②専業主婦（夫）の場合は配偶者の同意が必要、③一定額以上の借入れでは年収の証明が必要、④新たな借入れの上限金利は二〇パーセント以下、などです。懸念されるのは、この新規制によって、かえってギャンブル症者が非合法であるヤミ金融の毒牙にかからないかということです。今のところ推移を見守るしかありません。

五、ギャンブル地獄で〈意志〉はない

ギャンブル障害に関して、患者自身そして家族がともに陥っている錯覚は、この病気が本人の〈意志〉の力でどうにでもなると思っていることです。

本人の〈意志〉が弱いからギャンブル地獄に陥り、抜け出せないのだとたいていの人は思っています。このため、〈意志〉さえしっかり持てばギャンブルはやめられると信じ、誓約書を書かせて、借金の尻ぬぐいをする例があとを絶ちません。

この病気は〈意志〉とは無関係です。ましてギャンブル地獄に堕(お)ちてしまっている病人には、もう〈意志〉は働きません。

それでは、ギャンブル症者の〈意志〉はどこに行っているか。私は冗談で、〈意志〉は石となって道端にころがっていますよと本人や家族に言います。

こんなことがありました。ギャンブル症者の息子を、両親が連れて来院しました。本人はしぶしぶの受診です。病歴と問診票の結果から、病気であるのは明白でしたので、治療を勧めました。治療を始めなければ、この病気は進行性で自然治癒もないので、重

症化するだけですとも言い添えました。

　するとその息子は、よほど治療には気乗りがしなかったのでしょう。「先生、もう一度意志を強くもって、やめてみせます」と言ったのです。

　私は、まだパチンコ・スロットに未練があり、やりたいばかりだなと思い、黙っていました。ところが後ろに控えていた父親が、大声で息子を叱りつけたのです。

「馬鹿たれ！　お前の〈意志〉というのは三百回ぐらい聞いたぞ」

　私はなるほどなと思いました。父親のほうが、何度もだまされた果てに、この病気の本質を分かっていたのです。

　この若者も観念して三ヵ月の入院をし、自助グループに通い、今では十五年、ギャンブルをやめています。

　どうしてギャンブル症者の〈意志〉はなくなってしまったのでしょうか。〈意志〉よりも強い〈脳の変化〉が、そうさせてしまったと考えるほうが真実に近いと思います。

　二〇〇〇年頃から、それまでギャンブルに縁のなかった人が、忽然としてギャンブルにとりつかれる例が、パーキンソン病を治療している神経内科医から報告され始めました。

　パーキンソン病は、脳の黒質から放出されるドーパミンが減って、手の震えや歩行障害、表情の喪失、機敏性の低下、注意障害や記憶障害が生じる進行性の病気です。治療には主としてドーパミン補充療法が行われます。不足しているドーパミンを薬で補う療法です。

患者は症状を早急に治そうとして、所定の量よりも多く服用する傾向があります。こうしてドーパミン作動薬を過量服用した患者が、突然ギャンブリング行動に走り出すのです。もちろん、わが国での報告もあります。ギャンブルなどしたことがなかった高齢患者が、またたく間にパチンコにはまり、貯金も使い果たした例です。

このギャンブリング行動は、服薬量を減らすことで抑制されます。ドーパミンとギャンブリング行動が深く関連しているのは、この事実からも明白です。

それではドーパミンとは何でしょう。ノルアドレナリンやセロトニンとともに、神経伝達物質のひとつですが、意志決定に深く関与しているのがこのドーパミンです。

意志決定には三つの段階が考えられます。まず最初に来るのが、選択肢の評価と順位づけです。取りうる行動の種類を並べ、現時点でどれが重要かを考え、取るべき行動の優先順位を決めます。

次は行動の選択と実行です。そして最後に結果の評価がきます。結果がどうであったかは、最初の選択肢の評価と順位づけにフィードバックされ、次回の選択の際の参考に寄与します。

この三段階のどの過程にも、ドーパミン作動性神経系が重要な役割を演じているのです。

　ドーパミンはまた、脳内報酬系を担う重要な神経伝達物質でもあります。

　例えばラットを使った基本的な実験をみてみましょう。箱にラットを閉じ込めて、レバーを動かせるようにします。ラットの静脈には細いチューブが固定されていて、レバーを押すと覚醒剤が静脈内に流入するようになっています。つまり、ラットが覚醒剤を自己投与できるようにしておくのです。

　たまたまレバーを押したラットは、すぐに覚醒剤の〈味〉を覚えます。覚醒剤が代謝されて血中濃度が低くなると、またレバーを押します。このレバー押しの行動は次第に増加し、最後には、水や餌が出るレバーなど見向きもしなくなります。水と餌を摂取しなければ、死が待っているのですが、ラットはそんなことはおかまいなしです。

　このラットの行動は、第二次世界大戦後、シベリアに抑留された日本軍兵士の行動を、私には想起させます。報告したのは抑留後帰還した元軍医ですが、日本兵たちは私製で花札を作って、興じていたそうです。そこである兵士は、なけなしの食事三食分を賭け、負けてしまい、餓死したというのです。

　ドーパミンの代謝異常によって、以上のような意志決定の過程にも、脳内報酬系にも、不均衡が生じていると考えていいでしょう。

まず意志決定の第一段階で、選択肢の評価と順位づけが乱れてしまうのです。ギャンブルなど、選択肢からはずすべきなのですが、そうはいきません。たとえ選択肢にのぼっても、最下位にすればいいのに、そうはなりません。

第二段階である行動の選択と実行も、ギャンブリング行動の轍が色濃く脳の中に残っているので、何も考えなくても行動はその上を突っ走ります。一年間ギャンブルをやめている女性患者が私に報告したことがありました。「仕事の帰りに他のことを考えて車を運転していたら、いつの間にか腕がパチンコ店の方にハンドルを切っていて、びっくりしました。あわててハンドルを切り直しました」

さらに最後の結果のフィードバックですが、これもうまく機能しません。負けても負けても懲りることなく、同じ行動が続きます。

脳内報酬系はどうでしょうか。この回路には二つあるとみなされています。ひとつは、近い将来の快感報酬に関連する回路で、扁桃体を含む脳の奥深いところにある衝動的な神経回路です。もうひとつは、遠い将来を見通した思慮的な回路で、前頭葉皮質回路です。

通常人ではこの二回路がうまく釣り合っているのですが、ギャンブル症者では、ドーパミンの代謝異常のために、バランスが崩れています。つまり、衝動的神経回路が過剰になり、前頭葉皮質回路は影が薄くなっています。

ですから、遠い将来の結果などどうでもよく、今すぐの快感報酬を得ようとして、行動に走ってしまうのです。この状態を、遠位報酬系が近位報酬系にハイジャックされた、と形容する米国の学者もいます。

先に述べたレバーを押し続けるラットの実験では、もうひとつ見逃してはならない結果があります。薬物の自己投与を学習した依存ラットを用いて、レバーを押しても押しても薬物が出ないようにしておくと、ラットは最終的にはレバーを押さない普通のラットになります。

しかし薬物の色を見せたり、ほんのちょっと臭いをかがせたりすると、ラットは再びレバーを押し始めるのです。知らず知らずのうちに脳の中にごく少量の薬物を注入したり、あるいはストレスを与えても、猛烈にレバーを押し始めます。薬物が出なくてもです。

これはギャンブル症者がスリップ（再びギャンブルに手を出すこと）する際の行動と酷似しています。パチンコの映像をテレビのCMで見たり、パチンコ店の液晶の広告塔を目にしたりすると、ギャンブル欲求がわいてきて、落ちつかなくなります。かと思えば、ギャンブルとは何の関係もないはずのストレスがかかっても、なにくそとばかりギャンブル場に走ってしまいます。

このように、長年のギャンブリング行動によって脳の機能変化が濃厚に生じており、もはや通常の〈意志〉は働かなくなっているのです。

病者に〈意志〉があるものと大きな誤解をしているからこそ、周りの者は説教もし、借金の尻ぬぐいもするのでしょうが、糠(ぬか)に釘(くぎ)、豆腐にかすがいとは、まさにこのことでしょう。〈意志〉の働かないところに、説教は通用しません。ましてや改心など、天と地がひっくり返っても起こり得ません。

百の説教や、〈意志〉に期待するより、これを病気と認め、治療の道筋に乗せることが大切なのです。

六、ギャンブル地獄での合併症

ギャンブル症者は、周囲の人々が心労のあまり病気になっても、本人はケロッとしているものです。しかし実際は、そのケロッとしているはずの本人も、さまざまな精神的な病気で悩まされていることがあります。

先に述べた第一回の調査でギャンブル症者百人を調べた私の統計では、二十四人が精神科的合併を有していました。約四分の一です。

最も多いのはうつ病でした。十七人です。これは容易に想像がつきます。借金まみれの人生で、他人からは馬鹿とかろくでなしなどと言われ続け、最後には妻子も出て行き、職も失います。うつ病にならないほうがおかしいくらいです。

二十四人のうち、実際に大量服薬をして自殺を図った患者が一人いました。うつ病の数の割には、自殺企図まで走る患者が少ないという印象を受けるものの、皆無ではありません。

日本では、かつて毎年三万人が自殺していました。今は二万人に減っているものの、二万人といえば、交通事故による年間の死者が五千人前後ですから、その四倍です。今世紀になっての十年間でいえば、交通事故死が約七万人に対して、自殺者はその約四倍強の三十万人です。少し大きな市の人口分の人が自殺で亡くなったと言えます。

そしてこの中には、あとがきでも述べるようにギャンブル地獄に陥った挙句、絶望して死を選んだギャンブル症者が多数含まれているような気がします。

抑うつ状態の表われのひとつとして、ギャンブル症者がよくとる行動に遁走（とんそう）があります。会社や家族に何も言わず、突然姿をくらましてしまうのが遁走です。借りた金を握って、職場や家族を放棄し、ギャンブル三昧の生活を束（つか）の間（ま）したのはいいのですが、やがて金はなくなり、野宿か車の中の寝泊まりか、少しお金を残していれば、ビジネスホテルやサウナ、インターネット・カフェで日々を過ごすことになります。死のうとも思うのですが、そう簡単に死にきれるものではありません。最後には、自ら家族に電話を入れるか、見つけてもらえそうな場所にいる、というやり方で家族のもとに帰って来ます。

そのときは尾羽打ち枯らした姿であるのが普通です。ヒゲは伸び放題、下着も替えていません。食べ物も一日一食くらいでしょうから、やせて見るからに哀れな姿です。

こんな息子の姿を目にすると、どんな親も情にほだされるでしょう。怒りはどこかに吹きとび、許してやりたくなります。どこかで死んではいないかと心配していたのに、こうやって命は永らえているわけですから、叱るわけにもいきません。再び親族会議を開き、借金の肩代わりをしてやり、本人には誓約書を書かせる、というお決まりの処置が行われるのです。

うつ病の次に多かったのがアルコール依存症で、百人のうち五人いました。しかしこれはアルコール依存の診断を厳しくしているので、アルコール乱用も含むと、この三倍くらいの数字になると思われます。

欧米の調査結果をみると、アルコール依存症の一割五分にギャンブル障害が合併し、逆にギャンブル障害の三割にアルコール依存症が合併すると言われています。

欧米の研究では、うつ病の合併率も高く、三割から五割になっています。

私の調査では、このうつ病とアルコール依存症の他に、各一人ずつ解離性障害、多重人格、買い物依存、パニック障害がいました。しかもこの四人は、いずれも女性だったので、女性の精神科疾患の合併率は、男性より高いと考えていいでしょう。欧米の調査では、買い物依存の率がもっとも高く、他に薬物依存の合併も指摘されています。

これらの病気のうち、読者にあまり馴染み（なじ）がないのが解離性障害と多重人格でしょう。解離性障害は、時折意識が解離して、自分が何をしていたのか覚えていない疾患です。別段、脳の中に異状があるわけではありません。心理上、嫌な出来事や耐え難い体験を意識の外に追い出すために、人間の脳が行う自浄作用と考えていいかもしれません。

この解離がもう少し顕著になると、多重人格に至ります。多重人格が解離性同一性障害と呼ばれるのもそのためです。私のクリニックに来た患者さんは、ギャンブルをするときのみ、別人格になっていました。別人格になってパチンコ・スロットをするのですから、主な人格の状態では、ギャンブルをしていたときのことは一切記憶がありません。幸いこの患者さんは、ギャンブルに走る人格が出ないようになって、ギャンブリング行動はなくなりました。

通常、病気を二つもつと治療はそれだけ困難になります。ところがギャンブル障害の場合、合併症はひとつの強みになります。それは、合併症があることによって、精神科への受診が早くなり、治療も持続しやすくなるからです。

大量服薬をして自殺企図をし、私のクリニックを訪れた患者を例にとると、分かりやすいでしょう。救急病院で救命されたあと、すぐに初診したのですが、再度自殺企図の恐れがあるので精神科病院に入院させました。初めは閉鎖病棟でうつ病の治療を受け、抑うつ症状が軽快して、アルコール・ギャンブル治療病棟に移り、全部で半年入院して、外来治療に移っています。借金返済のために、家屋敷は手放し、妻子とも別居になっていましたが、今は自助グループに通い、通院もして、ギャンブルを断った生活が長年続いています。本人にも苦しかった思い出があり、再びうつ状態にならないためにも、ギャンブルを断ち、通院をしなければならないという覚悟ができているようです。

このようにうつ病が合併していると、抑うつが軽快しても、再発予防のため少量でも抗うつ薬を服用させることが多いので、治療の永続性が確保しやすくなります。

アルコール依存症の合併の場合は、ギャンブル断ちとともに、やはり断酒を守らせます。酒を飲み続けながら、ギャンブルもやめるというような離れワザは不可能です。

アルコール依存症の治療にも、自助グループは欠かせません。ギャンブルの自助グループの中には、アルコール依存症者にも門戸を開いている所が多く、その意味でも、アルコール依存症を合併しているギャンブル症者は、自助グループにつながりやすくなります。

禍（わざわ）いを転じて福となすことができるのが、ギャンブル障害の合併症なのです。

七、若年化するギャンブル地獄

糖尿病や高血圧など、両親や近い親類にそうした病者がいると、自分も同じ病気になるのではないかと心配になります。

このような病気の家族内集積を家族負因（ふいん）といいます。遺伝的な要素の濃い疾患ほど、家族負因は高頻度に出現することになります。

私のクリニックを初診したギャンブル症者百人の家族負因を調べた一回目の調査では、次のようになりました。親・同胞にうつ病がいる者が十一人、親・同胞にギャンブル症者がいる者が八人、父親にギャンブル障害とアルコール依存症を併せもっている者が三人、父親にアルコール依存症がいる者が三人です。

前章で述べた合併症と同じように、家族負因も、うつ病、アルコール依存症、そしてギャンブル障害が多いことが分かります。二回目の調査でも似たような結果になっています。

欧米の報告によると、これら三疾患の家族負因の率はもっと高くなり、第一親等に限った調査でも、ギャンブル障害で九パーセント、アルコール依存症で三十一パーセント、うつ病で十九パーセントとなっています。また別の調査では、ギャンブル障害とアルコール乱用・依存がともに五十数パーセントの高率になっています。

家族負因とは別に、両親がギャンブルをするかどうかも、私の調査では項目にあげていました。回答者は百人でなく九十七人でした。「する」と答えた三十六人の内訳は、両親ともするが七人、父親がするが二十四人、母親がするが五人でした。わが国の一般的な家庭がどうなのか、基礎的な調査がないので何とも言えませんが、標準的な家庭よりも多いのではないでしょうか。

欧米では、「親のギャンブリング行動が子供を知らず知らずギャンブルに導いてしまう」と警鐘を鳴らす研究者もいます。特にスロットやスクラッチ式のロトがそうであると言うのです。

ひるがえってわが国の有様を考えてみると、競馬業界では家族ぐるみの来場に腐心しており、パチンコ・スロット店は、アクセスの良さから、親子連れでも気軽に入店できます。なかには、託児所つきのパチンコ店さえあります。子供への悪影響が一顧だにされていないのが現状なのです。

こうしたギャンブルの開始年齢の若年化は、近年欧米の専門家たちの主要な問題になっています。百人のギャンブル症者を調べた私の調査でも、ギャンブル開始年齢は驚くほど早いのです。一回目の調査では最年少が十三歳で、平均では二十歳と二ヵ月、二回目の調査では、最年少が十四歳、平均で十八歳半でした。欧米でもギャンブル開始年齢は一般的に女性よりも男性が早く、ほとんどの調査で二十歳前後になっています。

前章で、うつ病の合併症による自殺に触れましたが、ギャンブル開始年齢と自殺を関連づけた研究が欧米にあります。これはギャンブル障害で治療中の百二十五人を調べた研究です。自殺企図のあった患者は十五人いて、ギャンブル開始年齢は平均十五歳です。自殺を考えたことのある患者は六十人で、ギャンブル開始の平均年齢は十九歳、残り五十人は自殺など考えたことのない患者で、平均二十三歳でギャンブルを開始しています。

つまり、年少時にギャンブルを始めれば始めるほど、ギャンブル障害にうつ病が合併しやすく、自殺企図にまで至りやすいのです。

しかしこれは考えてみると当然です。青少年が社会的地位を得る前にギャンブル嗜癖に陥れば、回復はより困難になり、たちまちにして絶望の淵に立たされます。

そうした見地から、ギャンブルの若年化に対して、欧米の専門家はことのほか敏感になっています。

ロンドンで十二歳から十五歳までの中高生一万人をアンケート調査した結果がありま す。ギャンブル障害とは言えなくても、その前段階にいる問題ギャンブリングの少年が何と五・六パーセントもいるのです。そこでのギャンブルの対象はスロットとスクラッチ式のロトです。

同様な調査はスコットランドでも、十一歳から十六歳の中高生二千人に対して実施されています。結果は、問題ギャンブリングが九パーセントで、ギャンブルは圧倒的にスロットです。

こうした現状を専門家は憂えて、青少年に対してアルコールやタバコ、薬物の予防教育は実施されているが、ギャンブルについては無策だと警告を放っています。

一方、わが国はどうでしょうか。テレビのＣＭでもギャンブルは野放し状態です。ゲームセンターも花盛りです。ギャンブルに対して、青少年は予防教育を受けるどころか、煽動(せんどう)されているのが現状なのです。こうした環境を放置するのは大人の責任であり、この無為無策が続けば、シロアリにとりつかれた柱のように、国の土台が腐っていくはずです。

ここ二十年余り、私は週一回、ＧＡの自助グループに臨席させてもらっています。以前と比較して、参加者の年齢は確実に若くなっています。やはり世間が少しずつ、この病気の存在に気がつき始めた証拠でしょう。

八、ギャンブル地獄で起こる犯罪

ギャンブル地獄に堕ちると、〈意志〉はもうなくなるのですが、同時に善悪の区別もつかなくなります。いえ善悪の区別はまだつくのかもしれませんが、罪を犯すことの恐ろしさよりも、目の前のお金のほうが必要になってしまうのです。

これは第五章で述べた意志決定の異状と、報酬回路の異状に大いに関係しています。通常では犯罪という選択項目など考えてはならないし、また考えたとしても選択順位の上に置いてはなりません。また選択・実行してはならないのは言うまでもありません。しかしギャンブル症者は報酬回路のシステムが通常とは異なるために、いとも簡単に犯罪に走ってしまいます。

報酬回路には二つあると言いました。脳の奥深い箇所を経由する衝動的な報酬系と、前頭葉が関連する思慮深い、もっと長期の時間系にのった報酬系です。ギャンブル症者の脳では、このバランスが崩れ、今すぐの報酬を求める衝動的な報酬系ばかりが先走ってしまいます。他人の目から見れば、何でこんな馬鹿なことを、というような悪事に手を染めてしまうのです。

私は新聞の社会面を読む際、ギャンブルがらみの犯罪が載っていないか、鵜の目鷹の目で眺めます。その視点から読むと、ギャンブル症者による犯罪は、実に多いことが分かります。以下におさらいのために、ここ十三、四年の事件を列挙しましょう。

二〇〇六年の一月には、仙台で赤ん坊の誘拐事件がありました。犯人はあろうことか、幼稚園のＰＴＡの元会長です。借金六千万円があり、毎日夫婦でパチンコ店に出かけていたといいます。

同じ月、北九州市で保険金殺人事件を起こした三人が逮捕されました。主犯格の女は、夫と車に同乗して海に突っ込んで、自分だけは用意周到に脱出、夫は死亡しました。この夫には多額の保険金がかけられており、夫の預金もおろされていました。女には麻雀やパチンコなどで数百万円の借金がありました。

同じ頃、山口県では若夫婦が九歳の娘と六歳の息子を道連れに、無理心中を図っています。これは保険金がらみではありませんが、夫婦はギャンブル三昧の生活をして借金まみれでした。

東京で大手銀行の四十五歳の行員が約十三億円の横領で逮捕されたのもこの時期です。この行員は、競馬やその他のギャンブルにはまっていました。

岡山県の小学校校長の行為が新聞沙汰になったのはこのあとです。学校の校長室で、昼間から競艇の情報を逐一電話で入手していました。三十二回もです。前任校でも同じような素行でした。本人は「競艇の券など買ったこともない、競艇の結果の情報が欲しかっただけ」と弁解していたそうですが、嘘でしょう。ギャンブル症者であることは間違いありません。懲戒処分を受けた日に依願退職をしています。

二〇〇七年十一月には、鹿児島県で五十代の夫婦が木刀で撲殺され、自宅裏庭に埋められていました。犯人は同居していた次男でした。この一家は古い地主の家柄で、自宅も大きく広い庭を有していたのですが、これには大手消費者金融の根抵当権が設定されていました。実をいうと、殺された父親はパチンコにのめり込み、数百万円の借金があったのです。勤めていた運送会社にも取り立てが来て、いられなくなり会社を辞めています。一方の次男のほうは警備会社のアルバイトをしていたのですが、両親殺害後に、母親のバッグから奪った七万円をパチンコに使っています。父親もこの息子もパチンコにどっぷりはまっていたのでしょう。

二〇〇八年四月には、やはり鹿児島県において、パチンコ店の駐車場で一歳七ヵ月の男児が熱中症で死亡しました。母親はパチンコ店でパチンコに興じていたといいます。このパチンコ店には、こうした熱中症を防ぐため、店内に外部委託の無料託児所を設置していました。母親は当初この託児所に男児を連れてきたのですが、十五人の定員が満員だったために断られたのです。

断られたのであれば、パチンコをやめて帰ればいいのですが、ギャンブル症者になると、そうもいきません。パチンコ店にはいった時点で、もう頭の中はギャンブルモードになっています。諦めて帰ることなど不可能なのです。

私はもうひとつ、店内の託児所が満員だったのにも驚きます。十五人が満員だということは、若い母親が十人程度、昼間からパチンコ店にはいっていたことを意味します。こんな世にも恐ろしい事態が放置されているのは、日本だけでしょう。

親のパチンコ中に乳幼児が熱中症で死亡する事例は、毎年数件報じられており、もう春から夏の恒例のようになっています。

日本ではこういう事件はせいぜい重過失致死罪くらいでしょうが、欧米では幼児虐待の果ての立派な殺人罪になります。子供は親の所有物ではなく、社会の人的財産だと考えられているからです。

同年十月にも、世間をびっくりさせる事件が起こっています。十月一日の未明、大阪で発生した個室ビデオ店放火事件です。十六人が死亡、四人が負傷しました。犯人は四十六歳の男でした。この男が犯行に及ぶまでの半生も、未治療のギャンブル症者の悲しい末路を示しています。ひとりっ子だった男性は、母親に大切に育てられて高校を卒業、大阪の家電メーカーに就職します。そして二十四歳で結婚します。この頃からもう競馬・パチンコのギャンブルが始まっていたようです。長男と長女が生まれ、職場近くに一戸建てを買うのですが、やがて破綻が訪れたのです。三十一歳で離婚となり、男は母親との二人暮らしになります。そして不況が訪れ、四十歳で会社を希望退職、しばらくすると母親も死去しました。六十九歳でした。公務員だった母親は一心不乱に働き、お金を貯めていました。一戸建ての家の購入も母親の援助だったのです。退職後は、自分の退職金を食いつぶし、母親を当てにしての生活で、ギャンブルと飲酒の毎日でした。母親の早死も心労の余りだったのかもしれません。その母親が残した遺産も、ギャンブルと酒に消え、四十四歳で、家も売り払い、犯行の半年前には生活保護を受けています。この頃から男は、あちこちで「死にたい」と言っていたようです。ギャンブルと飲酒の果てに、うつ病を合併していた可能性もあります。火をつけたのは、自分が死ぬつもりだったのでしょうが、熱くなって逃げ出し、他の客が不幸にも犠牲になってしまったのです。

二〇〇九年一月には松戸市で公団住宅が火事になり、子供三人が焼け死にました。二十三歳の母親はそのときパチンコに行っていました。この母親は、十時の開店とともにパチンコ店にはいり、二時四十分に子供に昼食を食べさせるために、いったん店を出ています。そして三十分後また店に戻り、出火したのが四時頃でした。

おそらく無職の母親は、パチンコ三昧の生活をしていたと思われます。三人の子供に昼食を食べさせるのも、たった、三十分です。気はそぞろ、頭のなかは早くパチンコ店に戻りたいばかりだったに違いありません。

　同じ一月には、北九州市で男が姉を絞殺しています。この五十四歳無職の男は、日頃からパチンコばかりしており、二ヵ月前に死去した母親の香典もパチンコに使ってしまっていたのです。四十九日の法要のために帰省した六十歳の姉がこれに気づいて激しく叱責しました。これにカッとなり、タオルで首を絞めたというわけです。男は逮捕されるときもパチンコ店にいたそうです。

　五月には下関市で、母子三人の死体が床下から発見されました。犯人は三十五歳の男でパチンコ三昧の生活でした。

　六月、ボクシング部に所属する大学生二人が大阪府警に逮捕されました。強盗や暴行事件十数件が容疑ですが、この二人もスロットにのめり込み、その金欲しさの犯行でした。

　八月には、別府市の市民課の五十九歳の男が懲戒免職になっています。住民票発行の際の手数料などを横領したためで、これもパチンコが原因です。

　同じ八月には、秋田県のパチンコ店駐車場で、生後十一ヵ月の男児が熱中症で死亡しています。三十一歳の母親はパチンコ中だったため、保護責任者遺棄致死の疑いで警察に逮捕されました。

　九月には福岡県で、約七千二百万円を積んだ現金輸送車を乗り逃げした事件が発生しました。犯人の六十五歳の男は約二週間後に潜伏先の大阪市内で逮捕されました。盗んだ金の大半はコインロッカーに隠していたといいます。この男も競艇にのめり込み、消費者金融四社に百八十万円の借金がありました。

十二月には、大分県での着服事件が二件報道されました。ひとつは、信用金庫の二十代の男性職員が顧客からの預かり金六十万円を着服し、懲戒解雇です。もう一件は三十歳の農協職員で、やはり顧客から預かった預金を着服しており、この月に懲役三年の判決を受けています。二人ともパチンコ三昧の生活でした。

二〇一〇年一月には福岡県でタクシー運転手が八十二歳の元同僚を刺殺して、約百六十万円を奪っています。競艇に入れ上げて借金があり、サラ金からの返済期日が迫っていたため、身元保証人にもなってくれていた元同僚を見境もなく殺してしまったのです。

五月にはまたしても、高知県で六ヵ月の長男をパチンコ店駐車場の車内に放置し、熱中症で死亡させた二十六歳の母親が、重過失致死容疑で逮捕されています。

ギャンブル障害と関連する犯罪で、私がいつも思い出すのは、二〇〇六年七月に起きた母親殺しです。犯人は有名国立大学四年の男子学生でした。自宅で母親をハンマーで殴り殺し、母親が封筒に入れていた住宅ローンの返済金二十八万円と、母親の財布の中の紙幣を奪ったのです。お金はいったん近くの公園に隠して、スクーターで行きつけのパチンコ店に直行しています。そこで、血のついていない紙幣を選り分けて使い、スロットに興じていたといいます。おそらくこの学生は授業にも出ずに、スロットばかりやっていたと思われます。両親と三人暮らしでしたから、母親はいつも息子に注意を与えていたはずです。ギャンブル障害になると、勉学のことなど頭にはいらなくなります。大学の四年生といっても、二度も留年しています。母親殺しという凶行のあともスロットに興じていた点も、ギャンブル障害特有の行動様式です。後悔や自責の念、殺人罪で捕まるという恐怖心も、パチンコ店にはいり、好きなギャンブルをやっていれば、有頂天になり、すっかり雲散霧消してしまうからです。何とも救いようのない脳の状態であると言うしかありません。

ギャンブル障害がいかに犯罪と結びつきやすいかを知るために、さらにここ数年の実例を列挙します。

二〇一三年五月、私が住む福岡県中間市で市職員がパチンコで借金をつくり、生活保護費を詐取しました。十月には大阪の病院職員が一億六千万円を着服し、競馬に費消しています。十一月には兵庫県で女が、財閥の娘だとだまして、十一人から一億三千万円を詐取して、パチンコに使いました。同月、会社専務が架空発注をして八千九百万円を着服、競艇に使っています。同じく別の会社社長も、パソコンを架空受注して三億円の業務上横領をし、競馬に費消しました。

二〇一四年二月、神奈川県でATM管理社員がデータを不正取得し、二千四百万円をパチンコに使い、三月には岩手県で公益法人の事務長が、五千三百万円を着服して競馬に費消しています。同月、福岡県の郵便局員が一億円を横領し、競艇に費消、五月にも東京の老人ホーム園長が、入居者預金千八百万円を横領、パチンコに使っています。六月、ひったくりを七百件以上働いて四千五百万円稼ぎ、パチンコに費消した男が逮捕されています。同月、国税庁調査官が便宜を図って賄賂を貰い、パチンコに使いました。同じく六月、旅行会社社員が架空受注し、二億円を詐取し、競馬に費消しました。七月にはギャンブルで借金のあった地方公務員が、生活保護費返還金を詐取しています。同月、ギャンブルで借金苦にあえぐ東京の大手教育関連企業の社員が、顧客情報を漏らして、見返り金を貰っています。八月には、大阪の不動産会社社長らが顧客から四百二十万円をだまし取り、パチンコでの借金返済に当てています。九月にも、香川県の運送会社職員が、一億円を着服、競馬に費消しました。十月、東京の財団法人幹部が一億円以上着服し、大半を競馬に使い、十一月には、東京の大手広告代理店社員が一億円を横領して、競馬に費消しました。

二〇一五年早々、浜松市の職員が、パチンコで借金をつくり、二百三十六万円を横領して懲戒免職になります。二月、岐阜県教育委員会の課長が三百五十万円を着服、パチンコに費消しています。五月には東京の製紙会社子会社の総務課長が二十四億円を着服、ギャンブルに使い、告発されました。八月、関東の鉄道会社社員が定期券発行分の二百五十五万円を着服、パチンコに興じていました。十月には、パチンコで生活苦に陥った鹿沼署巡査が再逮捕されています。それ以前は失踪して都内を転々としていたのです。十一月には、同様にパチンコで借金ができた自衛隊の三等陸曹が、同僚の財布を盗んで懲戒免職です。

二〇一六年一月、岐阜県警の巡査長がパチンコ代にこと欠き、共益費を着服、書類送検されました。同月埼玉県では巡査が寮費を横領して、パチンコに費消しました。二月、愛知県警の独身寮の寮母が五百五十万円を着服、停職処分になりました。四月、JA職員が六百三十六万円を着服、ギャンブルに使って懲戒免職です。五月にも福島県商工組合の職員が二百五万円を着服、パチンコに使っています。六月、大阪タクシー協会で二億一千万円の着服が判明、競馬に使われていました。同じく六月、練馬区の女子事務員が七百十万円を着服、パチンコに費消しています。七月、福島市の消防士がパチンコ店で現金を盗み、停職三ヵ月をくらっています。九月には、広島県の自動車メーカー社員寮で、社員が殺害されました。犯人は同じ寮に住む男で、パチンコ癖がやまず、周囲で現金がなくなるトラブルが続出していました。

二〇一七年にも、警察内部で大事件が起こっています。五月、広島県警で、詐欺で押収していた八千万円が盗難にあっています。容疑者の警部補は同僚や後輩から多額の借金を繰り返し、後日、大量服薬で死亡、真相は分からないものの、この警部補は、盗難発覚後、一日で五千万円近くを競馬に使っていました。七月には、福岡県警の巡査が、パチスロにはまり、同僚四人から七万三千円を窃盗しています。

二〇一八年八月、元大手旅行会社社員が五十一人から二十四億を詐取し、カジノで数億円使った実態を『フライデー』が報じました。九月には、名古屋市の陸上自衛隊守山駐屯地で、違法賭博をした隊員七人が懲戒されています。十二月、ギャンブルの資金欲しさに、JR山手線の車内で寝ている乗客から財布を盗んだ七十一歳の男が逮捕されました。同月、徳島県警の警察官三人が金銭を賭けて寮で麻雀していた事実を、地元紙が報じました。

二〇一九年の一月、岡山県の信用金庫の職員が六百万円を流用し、ギャンブルの借金返済にあて、懲戒免職になっています。二月には、鹿児島県の屋久島の環境保全にあたる協議会の会計担当職員が、登山者から任意で集めた入山協力金二千九百万円を着服、ギャンブルに使って懲戒免職になりました。三月には、アマゾンで不正決済をした埼玉県の飲食店従業員の男が、購入品を転売して利益を得ていました。この男もギャンブルにはまっていました。六月には、京都府警の巡査長が、特殊詐欺被害の疑いで金融機関から通報を受けた際に知り合った男性から、千百八十万円を詐取し、ＦＸに使っています。

以上列記したギャンブルがらみの犯罪は、実は氷山の一角です。パチンコなどギャンブルでこしらえた借金のために行われる犯罪について、警察が詳細に発表しないからです。単に「遊興費に使った」と公表する傾向があります。パチンコが犯罪の温床になりうるのを知られたくないからでしょう。

それでも警察庁の犯罪統計を見ると、二〇一五年のパチンコ資金目的の犯罪は九百九十五件、競馬などギャンブル資金目的の犯罪が七百七件あり、合計で千七百二件です。二〇一六年になると、これがそれぞれ千三百二十九件と九百九十九件、合計で二千三百二十八件と増加しています。ギャンブルがらみの犯罪で多いのは、いつも着服、横領、窃盗です。ギャンブルがらみの犯罪が、毎日五、六十件も起こっているわけで、背筋が寒くなります。もちろん、この数字には、ギャンブル症者に必発の家庭内窃盗は反映されていません。これを加算すれば、天文学的な数字になるのは火を見るよりも明らかです。

犯罪歴の中でも人々の記憶に深く刻まれているのが、二〇一一年に起きた、大手製紙会社会長のカジノで失った百六億八千万円の事件でしょう。二〇一〇年五月から二〇一一年九月までの一年五ヵ月の間に、系列会社七社から二十六回に分けて、一回につき五千万円から十六億五千万円を振り込ませていました。十一月に逮捕され、翌年に特別背任で懲役四年の実刑判決を受けています。

　ギャンブルによる借り入れの特徴は、短期間に何度も繰り返し借りることです。もっと少額の場合でも、一日で何度も借り入れた事実があれば、もうそれはギャンブルによるものだと見当がつきます。


　古来、為政者たちが、賭博行為を厳しく取り締まってきたのは、ギャンブルが犯罪といとも簡単に結びつきやすいためだったのです。


　米国を例にとると、ギャンブル障害で入院治療を受けている患者の四割に刑事犯の前歴があると言われています。また一般受刑者の三割にギャンブル障害があるという調査もあります。

　私はかつて、アルコール依存症で入院治療を受けた百三十人ほどを対象に、ギャンブル障害合併例とそうでない例に分けて比較したことがあります。確かに、ギャンブル障害合併例のほうが、そうでない群と比べて、警察での保護歴は多くなっていました。

　わが国でも、一般受刑者におけるギャンブル障害有病率を調査すると、驚くような結果が出るのではないでしょうか。

九、ギャンブル地獄の女性たち

女性はギャンブルには無縁のように思われますが、事実は反対で、女性もギャンブル症者になります。

私のクリニックを受診したギャンブル症者百人のうち、二〇〇五年から二〇〇七年の調査では女性はわずか八人、八年後の調査でも十二人でした。ほぼ九対一というこの男女比が、そのまま、世間に埋もれたままになっているギャンブル症者の男女比を反映しているかというと、どうも違うようです。

諸外国をみると、治療を求めて来院したギャンブル症者の比率は、男女比四対一くらいです。しかし米国で、電話のギャンブルヘルプラインに相談してきた人の男女比は二対一くらいになっています。

これは一般にどの国においても、女性は治療を求めるのに大きなためらいがあることを示しています。匿名での電話相談であれば悩みを打ち明けやすいのですが、実際にメンタルクリニックを受診するのには抵抗があるのでしょう。

わが国におけるパチンコ・スロットという誰にでもアクセスしやすいギャンブル場の多さ、そして私のクリニックを訪れた女性のギャンブル症者のギャンブルの対象が、例外なくパチンコ・スロットであることを考慮すれば、わが国の女性のギャンブル症者の比率はぐんと高くなるのではないでしょうか。しかも昨今のパチンコ店は、買い物帰りの主婦をとり込むべく、店内に冷蔵庫つきのロッカーを備えている所も増えているのでなおさらです。

現代の日本では、家計の財布の紐(ひも)は家庭の主婦が握っていることが多く、また昼間は時間に余裕があるので、パチンコ・スロットにも行きやすくなっていると思われます。家計は自分が管理しているので、借金してもバレにくく、借金もしやすいのかもしれません。

女性のギャンブル開始年齢は、男性に比べて遅く、大半は二十代後半から四十代です。なかには六十歳の声を聞いてから始めたという例もありました。

もうひとつ特徴的なのは、男性に比較すると、ギャンブル開始からギャンブル障害になってしまうまでの期間が短いということです。男性では十年弱なのに対して、女性では五、六年でなってしまいます。これはアルコール依存症もそうなので、一般に女性は、容易に嗜癖(しへき)が形成される生物学的・心理学的な傾向があるのかもしれません。それだけに用心が必要なのですが、世間ではこのようなやめられない嗜癖に対する警戒心が希薄なのは残念です。

女性が陥るギャンブルは、全員がパチンコ・スロットというのは前述しました。しかもそれを始めるのは、ひとりでという例は少なく、恋人や友人の手ほどきがある例が多いのです。ここには、ギャンブル開始に対する女性の受動性が見られます。

従って、結婚している場合は、その夫も大のギャンブル好きか、ギャンブル症者ということがしばしば見られます。かつ、夫がアルコール依存症やアルコール乱用といった酒害の問題をかかえていることが多いのです。

女性のギャンブル症者の多くが、精神科的な合併症をかかえている点も特徴です。うつ病や過食症、買い物依存やパニック障害、解離性障害、多重人格などがみられます。

借金の額は、男性ほど多くはありません。だからこそ目立ちにくいのかもしれません。ギャンブルの動機にも、男性とは異なる特徴があります。男性は、興奮と刺激を求めてのギャンブルが多く、しかも勝つための〈技〉に固執する傾向が指摘できます。しかし女性は、寂しさや現実逃避、抑うつ気分の紛らわし、ストレス軽快が、きっかけになるようです。また、勝つための〈技〉にこだわる傾向もありません。平たく言えば、静かにかつ速やかにギャンブル障害が進行するわけで、これもまた発見が遅れ、治療の場に姿を見せる割合が低くなる要因になっているような気がします。

男性に期待されている社会的な役割というのは、働いてお金を稼ぐことですが、世間における女性の役割は非常に多彩です。家事や育児、もしかすると介護もあるのかもしれません。それだけに、パチンコ・スロットをしてお金がなくなってしまうと、帰るときにはもう絶対やらないと強く思うに違いありません。その後悔の度合いは男性よりも強いはずです。

しかし次の日にはもう忘れてしまい、昨日の負けを取り戻さなくてはならないと思い始めます。家事も育児もそこそこに、子供を両親の許(もと)に預けてでも、パチンコ店に向かうのです。

食事はいつの間にかコンビニ弁当が多くなります。台所の流しには洗わない食器がたまり、洗濯物も、暗くなっても干しっ放しの毎日になってしまいます。

世間で期待されている道徳基準は、男性よりは女性のほうが高い傾向にあります。加えて、ギャンブルは男性に対しては許容度が高いのですが、女性のギャンブルについては、「女だてらに」という悪い評価がついてまわります。

だからこそ、女性のギャンブル症者は、自分のギャンブル癖を夫や家族に知られてしまう恐怖におののき、非難・叱責される恐怖にびくびくし、罪の意識や恥ずかしさを強烈にいだきやすくなります。これがまた、治療の場に現れるのを困難にしているとも言えます。

他方で女性のギャンブル症者は、ひとりで借金問題を解決しようとして、ギャンブルで勝って負けを取り戻すという誤った考えにもとりつかれやすいと言えます。しかし結果は逆で、負けはどんどん多くなり、罪悪感や自責の念が強くなり、うつ病に陥ってしまいます。

受診した女性のギャンブル症者の身の上話を聞いていると、幼少時期にさまざまの苦労をしていることが分かります。両親の不仲や離婚、父親の酒乱、ギャンブル癖などの他にも、育児放棄に近い体験や性的虐待など、一般女性や男性の幼少時に比べて多難だったろうと同情することがしばしばです。

こうした幼少時に耐え難いトラウマを負った人々は、大人になってからも生きづらさを経験することが多く、アダルト・チルドレン（ＡＣ）とも呼ばれています。もちろんすべてのアダルト・チルドレンが成人後、精神的な苦痛をかかえるわけでもなく、この試練が却ってその人を強くすることだってあります。

女性のギャンブル症者の場合、大人になってからの脆さや基本的な寂しさなどが露呈し、ギャンブルにはまりやすくなるのかもしれません。

十、ギャンブル地獄では家族も無力

私のクリニックには、家族のみが相談に見えることもあります。ギャンブル症者である本人が、自分の病気を認めたくないときです。

そこで異口同音に質問されるのが、「家族としてどう対応したらいいでしょうか」です。

こうした質問は、問題には何かよい解決法がある、という前提が基になっています。もちろんギャンブル障害という問題にも、解決法はあります。この本も、その解決法を詳しく説明するために書かれています。

しかし、ことを家族という領域に限ってしまうと、通常の意味での解決法は存在しません。何をやっても無駄骨であり、かつ、借金の肩代わりは病気を重くするだけだということは、前に述べました。

ところが、それぞれの患者の背景を点検してみると、この無駄骨が何と広く繰り返し行われていることでしょう。気が遠くなります。しかし、考えてみると無理からぬことでもあります。

自慢の息子が有名大学にはいり、初めて親元を離れて、真面目に勉学に励んでいると思い信じていたのが、二年後、アパートを借りている大家さんから連絡がはいります。家賃がもう四ヵ月も滞納になっているというのです。しばらくして大学の事務局から、授業に全く出ていないという連絡が届きます。

まさしく母親にとっては青天の霹靂(へきれき)です。あの自慢の息子が、と信じられません。上京してアパートに行ってみると、部屋は荒れ放題、押入れには、洗っていない衣類が詰め込まれ悪臭を放っています。台所の流しにも洗っていない食器が山積みされ、カップラーメンの容器も床に散らかり放題です。本を読んだり、勉強している様子は全くなく、部屋全体が殺気立っています。母親はあまりの驚愕(きょうがく)に身体(からだ)が震え、涙がはらはらと落ちるばかりです。

嫌がる息子を強引に家に連れて帰って来たのはいいのですが、息子は何も語りません。父親から何を訊(き)かれても、うつむいているばかりです。母親はその脇で涙を流します。もう二日も泣き続け、瞼(まぶた)は腫れ上がっています。

部屋に引きこもった息子は、魂が抜けたように無気力で何もしません。そのうちサラ金から電話がかかってくるようになります。ようやく口を開いた息子から、サラ金八社に借金があることが分かりました。放っておけば、利息がかさむばかりです。母親は恐です。

借金を背負ったままだと、出直すにも足枷がつきます。身軽になって再出発してもらいたいからです。

これも、息子が気持ちを新たにして出直してくれるものと信じたからです。

父親と相談して支払いに行きます。


れおののいて、父親と相談して支払いに行きます。


もちろんアパートの家賃の滞納分も支払い、授業料も納入してやります。

これではたして思いどおり、息子は出直すでしょうか。百パーセント、NOです。

なぜなら、ギャンブル障害という病気は放置されたままであり、尻ぬぐいされたことで、この病気が一層重くなっているからです。そして、出直すにも、この息子に〈意志〉や〈自覚〉はもうなくなっているからです。

治療に乗らないこの息子を家においていても、家の物品は持ち出す、母親の財布からお札を抜き出し、仏壇に供えていた香典袋もいつの間にかなくなっているでしょう。アパートのひとり暮らしに戻らせても、学校に行くはずなどありません。もとのスロット三昧の生活が再開されるだけなのです。

また別の女性は、この二十年間というもの、夫のギャンブルによる借金に悩まされています。二、三年に一度、数百万円単位の借金が発覚し、そのたびに自分もパートタイムの仕事に出、生活をギリギリまで切りつめています。夫の借金は自分の借金であり、夫のギャンブルの問題は、自分の問題だと感じてしまうのです。

姑からは「あなたの対応が良くないから、息子はいつまでも立ち直れないでいる」と言われ、実家の父母からは「男が少しぐらいギャンブルするのは仕方のないこと。借金しなくてもいい程度でさせたらどうか」と言われます。

女性は自分でもそうだと思い、必死で良き妻を演じようと努力します。少しぐらいのギャンブルなら目をつぶっておこうと思うのです。

しかし自分がどう振る舞えば、夫にとっていい妻であるのか、明確な答えは見つかりません。やはり自分はだめな妻だと、最後には自分を責めてしまいます。借金をしない程度のパチンコといっても、夫はウンウンと頷くだけで、口にはしませんが、どうやらまた新たな借金が増えているような感じがします。

もともと妻は、夫婦と子供二人の四人家族で幸せな家庭を築くのが夢でした。その夢のためには、全力をそそぐつもりでした。夫の借金も、ギャンブルの問題も、目をつぶりさえすれば、〝幸せ〟な家庭でした。夫は子供にはやさしいし、お金のこと以外では、まあまあ良い人だったのです。

こうやって行きついた先が自己破産であり、四人で六畳一間と台所、トイレ、浴室がついただけのアパート生活になってしまいます。ギャンブルによる最初の借金が発覚して二十年後のことです。

このようにギャンブル症者と親子関係があったり、一緒に生活していると、知らず知らず問題を過小評価し、根本的な解決をあとまわしにしてしまいがちです。借金の尻ぬぐいや、ギャンブル嗜癖を深刻に考えない、というような落とし穴にはいってしまいます。そうなると、その場その場での問題の弥縫策のみに追いまくられ、結局は元凶であるギャンブル症者の居心地の良い環境をつくってしまいます。

居心地の良い所にいる限り、ギャンブル障害は、まっすぐ悪化の道を辿って行きます。前にも説明した、レバーを押し続けるラットと同じです。レバー押しは決してやめないでしょう。餌を供給するレバーなどには目もくれず、薬が脳内にはいるレバーのみを押すのです。

他人の病気や悩みに対して、私たち人間には〈援助〉という本能が備わっています。高等動物はおしなべてその本能をもっているといえます。

ましてや、親子という関係がある場合、子供の病気に対して、親は自分たちのせいではないかと思うものです。

ギャンブル障害も例外ではありません。子供を連れて受診した親、あるいは親だけが子供のギャンブルについて相談に来た際、異口同音に発する質問があります。

「私たちの育て方が悪かったからでしょうか」

これが親心というものでしょうが、私は「全く関係ありません」と答えます。良く育てようが、悪く育てようが、この病気にはなります。私自身は、本人の生活習慣病だと考えたほうが真実に近いように思います。その証拠に、ギャンブルが始まるのは二十歳前後です。二十歳の行為に親が責任を感じる必要はありません。同じように育てた三人兄弟でも、全員が全員この病気になるのではありません。あくまで悪癖を身につけた子供だけが病気になるのです。

しかしたいていの親はこうしたことに理解が及ばず、自責の念から手助けに走ります。ギャンブル障害から借金に悩む人に対しての最も手っ取り早い〈援助〉は、その借金の肩代わりでしょう。しかしこれは、本当の援助ではないのです。レバーを押しても押しても、脳に麻薬物質がはいらないラットに対し、それを補充してやるようなものです。あるいは、覚醒剤中毒の患者が覚醒剤が切れて苦しんでいるときに、「ほいきた」とばかりに、覚醒剤を注射してやるようなものです。これがはたして援助と言えるでしょうか。中毒状態をさらに深刻化させるばかりではないのでしょうか。

ことギャンブル障害には、〈援助しない援助〉があることを忘れてはなりません。ギャンブル症者の回復は、この〈援助しない援助〉からすべて始まるのです。

このとき、一番頭を悩ますのが、借金でしょう。家族にとっては、利息も増えるし、早晩自分たちの身にも災禍が降りかかってきそうな気がしてなりません。早く清算してやろうという性急な解決策をとりがちです。

本人の借金は本人に返済させる。返済できなければ、債務整理をする。これが鉄則です。本人の借金を、連帯保証人にもなっていない親兄弟が支払う必要は全くありません。

債務整理も、ギャンブルの治療に導かないでやっても、これは尻ぬぐいと同じ効果になってしまいます。まずはギャンブル障害の治療を最優先させ、それからおもむろに債務整理にとりかかるのです。

債務整理には四通りあります。最も多いのが、法律家に依頼し貸金業者と交渉して、債務額を減らしたり月々の返済額を減らし、三〜五年で返済する任意整理です。その他に、簡易裁判所に申し立て、調停委員の仲介で負債を軽減してもらい、三〜五年で分割返済する特定調停、地方裁判所の管理のもと、再建計画によって負担を減らしてもらい、三〜四年で返済する個人再生もあります。これらは本人が働いていて、収入がある場合に適用されます。どう逆立ちしても返せないときは、自己破産です。裁判官によって免責を認めてもらわねばなりません。

債務整理をすると、おうおうにして利息の過払いによる払戻し金が出ることがあります。このお金も、家族が管理するようにすべきです。

債務整理を依頼される弁護士や司法書士も、最近ではギャンブル障害のからくりに気づいています。依頼者本人は、自分のギャンブル障害についてはあまり語りたがりません。しかし、付き添った家族から事情を聴取したり、サラ金からのお金の引き出し方を見れば、ギャンブル症者であることは案外たやすく判明するものです。

一日に数万円を何回も引き出すのは、ギャンブル症者以外ではありえないし、借りてはちょこちょこと払い込み、また引き出すのも、ギャンブル症者のやりそうなことです。

ギャンブル症者だと分かれば、自助グループや精神科医を紹介し、治療のルートに乗せてやる。これも債務整理にあたる法律家の常識、良識になるべきでしょう。

家族・法律家・自助グループ、そして自治体や精神科医のネットワークができ上がると、ギャンブル障害を際限なく重症化させ、サラ金業界を肥らせるだけの尻ぬぐいがなくなります。そして病者自身も病気が重くならないうちに治療の道に踏み出しやすくなるのです。

十一、地獄から生還する道はただひとつ

ギャンブル障害に効く薬はありません。

前述したように、パーキンソン病の患者の治療中に、突然ギャンブル障害が生じるという事実から、脳内のドーパミンが過剰に分泌されていることは分かっています。しかしだからといって、ドーパミンの分泌を抑える薬を投与すればいいというものでもありません。そうなるとパーキンソン病様の症状が出るばかりか、他の困った病態が出現するうえに、ギャンブルが止まるとは限りません。第一そんな薬はギャンブル症者本人が服用したがらないでしょう。

薬がないのなら、家族の対応で何とかなるのではという考えも、前の章で説明したように、全く役に立ちません。

薬もない、対応策もないとなると、もうこれは絶体絶命の窮地に立たされたも同然です。しかもギャンブル障害には、自然治癒もなく、進行性です。このままでは、病気は重篤になっていくばかりです。最後には本人にとっても、家族にとっても破滅が待ち受

けています。

　ちょうどこの状態は、本人と家族を乗せたボートが川を下り、その先に滝があるのと似ています。ボートが流れ下るのをとめるか、ボートから飛び降りて、自力で岸に泳ぎつくしかありません。

　ギャンブル症者はボートそのものでもあるのですから、飛び降りるのは無理です。家族は飛び降りて、本人だけ、気がすむように滝に向けて流れ下らせることはできます。本人と離婚して別の人生を歩み始める妻子は、ちょうどそれに似ています。一切の援助をやめて、本人を放り出す両親も、ボートから飛び降りる組でしょう。

　そのときになってはじめてボートに乗っているのが自分ひとりだと分かって、ようやく多くのギャンブル症者は治療をする気になります。

　三十五年も前、社会精神医学会で私がギャンブル障害の発表をしたとき、高名な精神科医が座長でした。七分の発表をすませても、質問も出ません。会場そのものもパラパラの人数しかいません。小会場であり、発表が朝の第一席だったせいもあります。学会自体がこの病気に関心がなかったのです。

　その無関心は大なり小なり現在も続いているような気がします。発表のあと、その座長はひと言「ギャンブル依存は治りませんからね」と、冷たく言い放ちました。これで発表は終わり、すぐに第二席の発表に移りました。

「治りませんからね」

この言葉はそれ以来、私の耳から離れません。精神医学界がいまだにこの病気に大きな関心を払っていない原因も、そこにあるような気がします。

一般に、精神医学もですが、医学そのものが、薬がない疾患に対して冷淡です。薬がないのですから、製薬会社もその疾患の宣伝はしません。あたかも、医学界、医療界全体が、当該疾患が存在しないかのような錯覚に陥ってしまいます。

薬がなくても、その疾患に何とか立ち向かっていくというのが、精神医学の本分でしょう。徒手空拳であっても、悩む病者と家族に対峙するのが、精神医学の精神医学たるところではないでしょうか。

ギャンブル障害は、確かに表面的にしか治りません。これは他の嗜癖と全く同じです。回復しているかに見えても、ちょっと気を緩めると、元の木阿弥に戻ってしまうのが嗜癖の特徴だからです。

しかし、回復の方法、すなわちギャンブル地獄から生還する方法は存在します。それは、週一回以上の自助グループへの参加と、月一回の通院です。これは絶対効きます。

ここでいう自助グループの代表は、ギャンブラーズ・アノニマス（GA）ですが、その他にもさまざまなグループがあります。アルコール依存症とギャンブル障害を一緒にした自助グループもあれば、病院内で開かれる医療スタッフも出席するグループもあるでしょう。集団療法のように、お互い意見を交わし、治療者に意見を求めたりするミーティングもあります。要するに、患者が複数集まり、お互い支え合う形式をとっていればいいのです。

そして治療の両輪のもうひとつが、通院です。この通院は患者のみでもよく、家族と一緒でも構いません。患者本人が用事があって来られない場合は、家族だけでもいいのです。

通院先はメンタルクリニックや、精神科病院の外来が最適です。自治体の相談窓口、ボランティアの相談所でも不可能ではありません。自助グループというのは、直接の忠告や助言が表立ってしにくい面がありますし、ＧＡでは完全に言いっ放し、聞きっ放しですから、助言とは無縁です。

そんなときこそ、この通院がものを言います。自助グループへの参加が続けられているか、患者自身の悩みはないか、家族として分からないことはないか、さまざまなことを確かめることができるからです。

週一回以上の自助グループ参加と、月一回の通院を続けていけば、ギャンブル地獄からの生還は可能です。この単純な治療法によって、ギャンブル漬けの毎日、借金に追われる毎日、何千何万と嘘をつかなければならない毎日と、縁を断ち切ることができます。

薬を服用するわけでもないので、やめている本人が「不思議です」「驚きました」と首をひねるのです。

それでは、具体的にこの自助グループがどういうものであるか、通院の中味はどういったものか、これから説明します。

ギャンブル地獄から、本人も家族も這(は)い上がれる二本の糸があることを、決して忘れないで下さい。

十二、自助グループこそ地獄に垂れた蜘蛛(くも)の糸

一、自助グループの効用

すべてのギャンブル症者はいわゆる〈三ザル〉状態になっています。見ザル、聞かザル、言わザルです。自分の置かれた悲惨な状態や家族の苦しみを見ない、他人の忠告や助言を聞かない、自分の気持ちを他人に言わないのです。

〈言わザル〉については、二十年も三十年もギャンブル障害の夫と暮らしている妻が深く頷(うなず)きます。

「先生、本当にそうです。わたしはこの人に三十年連れ添っていますが、いまだに何を考えているか、さっぱり分かりません」

ギャンブル症者は自分でも知らぬ間に、この〈三ザル〉状態の孤独地獄に陥っているのです。

治療には、まず何よりもこの〈三ザル〉地獄から患者を解き放つ必要があります。

ところが〈聞かザル〉ですから、説教しようとしても、ピタリと耳を閉ざしてしまいます。ギャンブル地獄のまっただ中にいても、〈見ザル〉にはその地獄が見えません。見ろと言っても、他人の注意を聞き入れないので、見るようになるはずがありません。「だったらお前がどう考えているか言ってみろ」と問い詰めたところで、〈言わザル〉ですから下を向いて口を閉じるだけです。「すみません」ともなかなか言いません。言えば、次々と非難の声が浴びせかけられるので、じっと頭を下げ、嵐が過ぎるのを待っていればいいのです。通常、どんな説教でも半日続くことはありません。身を硬くして頭を下げ、じっとしていれば、たいてい説教する側がしびれを切らし、説教と叱責を切り上げます。

もうひとつ、ギャンブル障害の特徴は〈三だけ〉主義です。今だけよければいい、将来など知ったことか。自分だけよければいい、女房や子供、親兄弟など糞くらえ。金だけあればいい、親子の愛情や夫婦の愛情、友情などどうでもよい。この〈三だけ〉主義と〈三ザル〉状態、嘘と言い訳によって、親がどんなに良い人間に生んでくれても、確実に人間性がすりへっていきます。

こういうギャンブル症者を指して、「人の顔をした鬼」と言う向きもありますが、私は鬼よりも悪いと思います。鬼はギャンブルをしません。またある専門家は、「人の顔をしたロボットだ」と言います。これはロボットに悪いと思います。ロボットは人をだましません。私は「ミミズ以下」と言います。どぶ土に住むミミズは毒水が流れてくるとさっさと逃げ、二度とそこには寄りつきません。しかしギャンブル症者は、何度も何度も毒水のある所に立ち戻るからです。

こうした鬼やロボットよりも悪質で、聞く耳をもたず、自分の現状を見ようともせず、胸の内をも開かないギャンブル症者に対して、通常のカウンセリングや精神療法が通用するはずはありません。相手は何しろ、針ネズミか、首や手足をひっこめたスッポン、くるくると身体（からだ）を丸めただんご虫のようなものです。

まず閉じた耳を開かせるにはどうすればいいのかを考えてみましょう。話や雰囲気が、少しでも〈説教臭さ〉を帯びてくると、反射的にギャンブル症者は耳に蓋をしてしまいます。〈説教臭さ〉はどうしても、非難や叱責と地続きだからです。非難と叱責は、ギャンブル症者は何十年にもわたって浴び続けてきています。それによって身も心も傷つきまくっていますから、もう新たな非難など、ハナから受けつけません。貝になる。それが唯一、身を守るコツなのです。

説教する側が意図しているのは、結局のところ、本人が置かれている悲惨な立場を分からせることでしょう。借金まみれであるし、周囲の信頼は完全に失ってしまい、将来の展望もない。そんなことでどうするのか、と怒鳴りつけてやりたい気持ちでいっぱいのはずです。

それが分かっているので、もうギャンブル症者は全身を石にしてしまいます。何を言われても聞き流すだけです。蛙(かえる)の面(つら)に小便とはこのことでしょう。

こんな石のようになってしまったギャンブル症者を前にして、説教する側は、次第に手ごたえを感じなくなり、しまいには苦し紛れに、「いったいお前はどう考えているのか言ってみろ」と訊(き)いてしまいます。

こう訊かれても、〈言わザル〉のギャンブル症者は何も言いません。じっと下を向いて、ひたすら恭順の姿勢をとるだけです。何か言えば、そこから芋づる式に別のことを訊かれ、別の叱責に発展する危険性もあります。それより何か言えば、「もうそのことは聞いた」と相手に一蹴されます。別なことを口にすれば、「まだお前はそんなことを言っているのか」と怒号がとびます。口を閉ざしておくのが一番の安全策なのです。

そのうち、場の膠着(こうちゃく)状態を見かねて、取りなしにはいる人が必ず出て来ます。それは母親だったり、もの分かりのよい伯父伯母だったりします。

「お父さんが、あんなふうに怒っているのも、お前は分かるだろう。そんなにかたくなにだまっておらずに、何か言ったらどうだい」

これがギャンブル症者にとっては、何よりの好機なのです。口にする科白(せりふ)は、もう決まっています。

「スミマセン。これからは一切ギャンブルはしません」

このとき涙のひとつでも流せば、もう最高の舞台になります。

周囲の者はほっとし、これで一件落着したような気持ちになってしまいます。

しかしよく考えてみて下さい。本人は確かに口を開きはしましたが、実際は何も言っていないのです。「スミマセン」は舌先三寸から出ているのです。

スミマセン。二度と繰り返しません。

これは呪文や不信心者の〈南無阿弥陀仏(なむあみだぶつ)〉や〈南無妙法蓮華経(なむみょうほうれんげきょう)〉と同じで、全く魂はおろか気持ちもはいっていないのです。ところが周囲はコロリとだまされ、この説教の場はこれで手打ち式になったも同然になります。本人が反省したとみなされ、型どおり借金の肩代わりが話し合われ、解散になります。万事、ギャンブル症者の思惑どおり、事が運んでしまうのです。

自助グループは、こうした通常の説教の場、教え諭しの場とは、全く対極的な位置にあります。何から何まで、私たちが考える集まりとは異なるのです。

まず集まる人間が違います。通常の説教の場では、本人だけが説教される側で、周囲はすべて説教する側です。いわばひとりの被告人を囲んでの吊(つる)し上げの場に似ています。裁判の場では弁護人がつきますが、説教の場で、本人をかばう人間が出るのは稀(まれ)です。

たまに擁護する人がいたとしても、最後にはその人も、「こういう温情をいただいたのだから、心を入れかえて、ギャンブルはしないように」と釘をさします。根本のところでは、説教人と同じです。

ところが自助グループでは、全員がギャンブル症者です。たまに医療関係者が同席することがあるかもしれませんが、あくまでもつけ足しの存在でしかありません。いわば、被告人ばかりが集まっているのが、自助グループです。

なるほど、そこではまだギャンブルをやめて二週間にしかならない人、二ヵ月はやめている人、二年間もギャンブルをしていない人など、やめている期間はさまざまでしょう。しかし思い返して下さい。この病気に通常の意味での治癒はありません。五ヵ月やめていようが、五年やめていようが、十年やめていようが、まだまだギャンブル障害という宿痾を脳の中にかかえているという点では、同じなのです。やめている期間が長い人のほうが、短い人より偉いということもありません。

胃癌の病巣を摘出してもらってすぐの患者より、全摘後一年の患者のほうが偉いでしょうか。再発という恐ろしさの点では、双方が同じ恐怖をいだいています。たまたま手術後八年も無事に経過している患者にしても、「自分はあんたより偉いのだ」という顔で、手術直後の患者に威張ることはありえません。自分自身も、再発の恐怖はあんな風だったと、同情の目で、手術直後の患者さんを見、神仏に感謝し直し、自分の気持ちを引き締めるはずです。まして、さかしらな顔で、手術直後の患者に御託を並べたりはしません。

ギャンブル症者は、自分の周囲に、人が集まることを本能的に警戒しています。体験上、そういうときは説教と叱責の場だったからです。しかし自助グループの集まりは、ハナからそういう雰囲気はありません。

責められるどころか、初回から「よく来てくれた」と全員が大歓迎してくれます。こちらは人から言われてしぶしぶ来たのに歓迎ですから、たいていのギャンブル症者は面食らいます。

とはいえ、油断してはならない、はじめはいいが、だんだん辛い雰囲気になってくるはずだと思い、気を引き締めて警戒心をまた新たにします。

新参者があったので、冒頭でひとりひとりの自己紹介が始まります。いずれも簡単で、しかもどうやら自分と同じ病気のようです。病者ではありながら、オドオドビクビクしている自分とは違って、言葉もはきはき、しかも明るい表情ばかりです。

自分の番がきて名前を言おうとしましたが、人前で自己紹介などするのは何十年ぶりかなので、小声しか出ず、しかも不明瞭です。それでも、司会者から、「もう少し大きな声で、はっきりと」などの注文は一切ありません。話はどんどん進んでいきます。

その話のテーマは、近況報告であったり、その日設定されて黒板に書かれている「ギャンブルをやめて、どういう良いことがあったか」などです。

ひとりあたり五、六分の話ですが、聞いていて、あることに気がつきます。誰もが自分に関することだけを言い、誰ひとりとして他人がどうあるか、などについて話さないのです。もちろん説教くささもありません。徹頭徹尾自分のことをしゃべり、しゃべり終わるとみんな拍手をします。しゃべることがない人でも、「今日はパスします」と言って口をつぐむのですが、それにも拍手がきます。

ひとりの発言が終わると、そのあとにみんなの討論があるのかと思った予想も、見事にはずれます。司会者は次の人を指名します。「もうやめて三ヵ月になるが、やめて何が良かったといって、嘘をつかなくなったことが一番良いです」と、その人は言い、「ギャンブルをしていたときは、朝起きたらすぐ、今日はどんな嘘をついて金をせしめ、時間をつくるか、そればっかり考えていました」と続けます。

聞いていた新参者の本人は、ここにどこか自分と似通った人間がいることに気づいて少し興味を覚えます。「一回嘘をつくと、それを弁明する嘘をつかなくてはならず、ひとつの嘘が十にも二十にも増えていきました」というところも、自分そっくりです。

その次の人も、「子供と一緒にいる時間が増えた」と言い、「ギャンブルにはまっているときは、子供の相手をしている時間も惜しく、早くパチンコ店に行きたいとばかり思っていました」と白状します。

なるほど、今の自分がそうだと、新参のギャンブル症者はちらりと思います。公園に息子を連れて行っても、頭のなかは、早く終わってパチンコ店に行きたいという思いばかりです。息子から話しかけられても、うわの空で、しまいには息子は砂場でひとり遊びを始めます。このまま息子を置いてパチンコ店に行きたいのですが、まさか息子をひとりにするわけにもいきません。そこに運良く、近くの奥さんが娘さんを連れて遊びに来ます。息子を頼みますと言い置いて、そそくさとパチンコ店に出かけるのです。女房からあとでどうしたのかと訊かれれば、携帯電話に会社から休日出勤の呼び出しがあったから、ともう嘘を考え始めています。車は、ちょうど同僚が出勤し、公園横の道を通るので、乗せてもらったと言えばいいのです。

「息子と遊ぶ時間がなくなって、息子はだんだん自分になつかなくなっていました」

そんな発言を聞いて、新参者は、今の自分と同じだな、と少しばかり納得します。

十人から十五人集まった全員の話がすみ、いよいよ最後こそ、みんなの討議が始まり、自分への教え諭しがあるのだと身構えていたところへ、司会者から名前を呼ばれ、「何かおっしゃりたいこと、気がついたことはありませんか」と、質問が飛んできます。

そう言われても、何も考えていません。考えていたとしても、とてもまとまりません。

「いえ、その、あの」としか答えられないのです。

それでも拍手があり、一巡した発言は終了し、集まりは一時間強で閉会になります。

予期した討論は、とうとう最後までないままです。狐（きつね）につままれたような気持ちで立ち上がります。何から何までが予想外だったのです。

　これまでの説教の場では、どうしても打ち破れなかった〈見ザル、聞かザル、言わザル〉と〈三だけ〉主義にひびがはいり、変わりだします。

〈見ザル〉は、自助グループに集まって来るギャンブル症者の率直な自分自身に関する話を聞き、どこか自分と似ていると感じた瞬間、揺らぎ始めます。同じものを見せつけられると、もう逃げられません。しかも強要された自画像でもありません。思いがけず、自分とそっくりな似顔絵がそこにあるのですから、やっぱり自分もギャンブル症者だと感じてしまうのです。

〈聞かザル〉も、周囲の誰ひとり、こちらを責めたりはせず、淡々と話すだけです。討論さえもありません。しかも話される内容は、どこか自分がこれまでしでかしてきたひどいことや、地獄の生活の様子に似ています。聞き耳をたてるしかないのです。

〈言わザル〉も、自助グループに参加した当初は、そんなにたやすく、言葉が見つかるわけではありません。これまでは、ひとこと何か言うたびに、その十倍百倍の叱責が返って来たので、黙っておくのが最良の策でした。しかし自助グループでは、たとえ黙っていても、拍手がおこります。「パスします」とだけ言っても、拍手です。それ以上のことを言えば、拍手はひときわ大きくなります。しかも周囲の仲間たちは、真剣に耳を傾けている雰囲気があります。重い口を開いて言う言葉のひとつひとつが、自助グループの仲間の耳にはいっていくのが実感できます。ここではしゃべっていいのだと、本人は何十年ぶりかに感じとり、自分の気持ちを吐露し始めます。初めて他人に対して胸襟を開いた瞬間です。

〈三だけ〉主義も大きな錯誤であり、思い上がりであったことに気がつきます。

これまで心の内では、自分のギャンブルはもう止まることがないのだと思い、絶望感の中にいました。しかし今、目の前には、実際にやめている仲間がいます。一ヵ月やめている者もいれば、五ヵ月、いや八年もやめている仲間がいます。やめられないギャンブルを、やめることができるのだ！　真っ暗な自分の人生にひと筋の光明がさしてきます。

自助グループに参加した最初の回から、涙を流して号泣する人もいれば、二、三回目から涙声になって心情を吐露し始める人もいます。誰にも強要されない自発的なこの涙こそが、天上から垂れた蜘蛛の糸であり、ギャンブル地獄から這(は)い出すための命綱になるのです。

2、ギャンブラーズ・アノニマス（GA）

ギャンブル障害の自助グループの代表が、ギャンブラーズ・アノニマス（GA）です。

GAの第一回ミーティングが開かれたのは、今から半世紀以上前の米国です。一九五七年の九月十三日の金曜日、カリフォルニアのロサンジェルスでした。

日本でGAが発足したのは、それから三十二年後の一九八九年十一月です。五日に横浜に十三人が集まって第一回のミーティングが開かれ、十九日に東京の原宿にGAが誕生したのです。ついで名古屋（一九九一年）、仙台（一九九二年）、大阪（一九九四年）、北九州（一九九五年）と少しずつ増え、一九九七年には、横浜、札幌（さっぽろ）、福岡、高知と一挙に四グループが生まれ、八年間で九グループになりました。その後は加速度的に増え続け、二〇〇九年秋には、GA日本発足二十年記念の行事が、東京代々木の国立オリンピック記念青少年総合センターで開かれました。そのとき、国内のGAグループの数はちょうど百に達しました。二〇一九年六月現在で、GAグループの数は四十五都道府県で百八十八です。

私が患者や家族に、週一回以上のGAや自助グループ参加が治療だと言明すると、会費はいくらぐらいかかりますかと、よく訊かれます。それまで借金でさんざんな目にあってきた本人や家族にしてみれば、当然の疑問でしょう。これ以上、お金のかかることには手を出したくないということです。

GAにお金はいりません。GAは構成メンバーのささやかな献金だけで運営され、外部からの寄付も受けつけません。

入会するのには何か資格がいるのではありませんか、とも訊かれますが、何もいりません。GAのメンバーになるために必要なことは、ただひとつ、ギャンブルをやめたいという〈願い〉のみです。この〈願い〉がありさえすれば、誰でもメンバーになれるのです。

GAにはリーダー役をする人がいることはいますが、この人は支配者ではなく、奉仕を任されたみんなの世話役に過ぎません。GAの組織そのものも、職業化された本式のものではなく、あくまでもアマチュアの集まりです。従って、どのような宗教、政党、団体にも与せず、特定の意見をもっているわけでもありません。これもひとえにGAの自立性を大切にするためです。

広報活動さえも、大々的には行わず、ホームページがある程度です。宣伝するよりもあくまでも口コミによって、メンバーたちが自然に集まってくるのを、期待しています。

そしてこのGAの目的は、本人がギャンブルをやめることであり、他の苦しんでいるギャンブル症者に対し、やめるためのミーティングがあることを知らせることなのです。

開催されるのは、ほとんど週に一回ですが、たいていひとつのグループが複数の会場を持っています。

場所は、以前はキリスト教の教会などが多かったのですが、行政がこの問題に目を向けだしてからは、公民館や生涯学習センター、健康福祉プラザ、福祉活動拠点、ボランティアセンター、市民センター、社会福祉総合センター、地域福祉センター、福祉会館など、市や町の公共施設が使われるようになりました。もちろん、ギャンブル障害を扱っている精神科病院やメンタルクリニック、そして最近では、この問題に関与している法律家の事務所でも開かれています。

開催時刻は、週末であれば日中でも開かれ、週日はたいてい午後七時くらいから一時間半です。

初めて参加したギャンブル症者には、ウェルカム・キイチェーンが渡されます。赤いキイホルダーです。これから一緒に回復を目ざしていこうという、歓迎のしるしです。

GAの大きな特徴は、アノニマスと命名しているとおり、匿名、つまりアノニマスネームを使うことが奨励されています。マルちゃん、シブさん、将、ジャック、ミッシェル、リセット、ジミーなど、自分で好きな渾名をつけます。あとは、世話役の人たちに自分の携帯の電話番号を知らせておくだけで、住所や職業など言う必要は全くありません。ギャンブル歴や、いかに家族に迷惑をかけてきたかなどは、おいおい胸襟を開いて話すことになりますが、その他の私的なことはしゃべらなくていいのです。

これによってメンバー同士が平等の意識をもち、上下関係がなくなるとともに、新たな回復の道を歩み始めるときの身軽さも生み出されます。

初めて参加する人は大歓迎され、他のメンバーがミーティングの冒頭で自己紹介をします。全員が匿名なので、一度きりではとても覚えきれません。それでいいのです。出席をしているうちに、少しずつ頭にはいってきます。この初めてGAに参加した日がバースデイになります。新たな人生を踏み出した日なのです。

自己紹介が終わると、司会役のメンバーが、ミーティングをするにあたっての注意事項を読み上げます。時間が限られているので、参加者が多いときは、全員が話せるように持ち時間を短くすること、他人の中傷や非難はしないこと、他のグループの悪口や評価も口にしないこと、などです。もちろん携帯電話は電源を切るか、マナーモードにします。

そしてもうひとつ、ミーティングで見聞きしたことは、外であれこれしゃべらないことも、大切な約束事です。

この司会役は、毎回交代することもあれば、数ヵ月毎に代わることもあります。いずれにしても、バースデイから数ヵ月間出席したメンバーが務めます。

話されるテーマは、たいていの場合、次の項で詳しく述べる十二のステップに提示されているものです。一回につき、一ステップをテーマに選びます。

他にも、テーマミーティングをすることもあります。〈過去を振り返って〉〈仲間との出会い〉〈回復の喜び〉〈自分の居場所〉〈GAにつながる前と今、そしてこれから〉〈心を開く〉〈新しい生き方〉〈失ったもの、取り戻したもの〉〈絶望から希望へ〉〈責任と自立〉というように、さまざまな話題が取り上げられます。

月に四回ミーティングがあるとすれば、三回はステップミーティング、一回はテーマミーティング、というところが多いようです。もちろんステップミーティングのみで通すグループもあり、こうしたグループの多様性と独立性が魅力にもなっています。

参加者はギャンブル症者のみのクローズドの会もあれば、他にその家族や医療従事者が加わるオープンミーティングもあります。どちらかといえば、大半はオープンミーティングです。そこには取材のためのジャーナリストの参加も認められます。もっとも、顔が写るような写真を撮ったり、メンバーが特定できるような個人情報を報道するのは許されません。

ひとつひとつのGAにはスポンサーといわれる世話人がいます。長くGAにつながっている人たちであり、ギャンブルに関する疑問や問題が起こったら、遠慮なく質問できます。時間をとって相談にのってくれます。家族の相談にも喜んで応じるはずです。ギャンブルをしそうになったとき、スポンサーに電話をして、危機から逃れることもできます。

スポンサーは一グループひとりとは限らず、通常何人もいます。新しい仲間を励まして、その他のいろいろなグループのミーティングにも参加できるように、支援してくれます。

スポンサーは、ＧＡにつながる前に自分がどんなひどいことをして来たか、そしてＧＡからどんな恩恵を受け、今の自分があるかを、いろいろな機会に正直に語ってくれるはずです。

スポンサー自身は、新しいメンバーへの奉仕の役をすることによって、さらに成長し、ギャンブルをやめる願いをより強固にすることができます。スポンサーは新しい仲間を助け、新しい仲間は助けられることによってスポンサーを助けるという、互助のつながりが形成されるのです。

週に一回以上ＧＡに参加しているうちに、ギャンブル症者はさまざまなことを学んでいきます。

・ギャンブル場に近づいたり、はいったりすることをやめる。買い物も、ギャンブル場が目にはいらない店やスーパーでする。

・インターネットでギャンブルやゲームはやらない。

・ギャンブルを思い出させるチラシや広告、テレビのＣＭ、新聞のスポーツ欄、出走表、金融情報欄などは見ない。

・ギャンブルをやる人とはつき合わない。

・ギャンブルに関する会話には加わらない。

GAに出席し続けていると、自分が少しずつ変わっていくのに気がつくはずです。参加しているうちに、人に対する恐怖心が減り、何度も話をするうちに、辛く重い気持ちも軽くなります。あれほど人前で話すのが苦手だったのに、いつの間にか何でも話すようになっている自分に驚き、身の程を知る生活に快さを感じるようになるのです。あれほど傲慢で怒りっぽく、すぐむきになり、嘘つきで、意地汚かった自分が、怒りを制御できるようになり、小さな幸せをかみしめるようになります。病気だとは決して認めなかった自分が、今は重度の病気だったと認め、正直に心を開き、謙虚になっているのに、改めてびっくりします。

GAでの多くの出会いが、ギャンブル症者を変え、給料の範囲内で生活している自分、疎遠になっていた親類や友人に電話をかけられる自分、借金をしないでいい自分、傷つけて償いもしないまま死んだ両親のためにも、まっとうに生きる自分になっているのを、確認するのです。

そこには、GAに来れば、決して物事は悪い方にはいかないと信じることのできるギャンブル症者がおり、もう昔のあの地獄のような生活には戻りたくないギャンブル症者がいるのです。

しかし念をおしますが、GAのワクチン効果は一週間しか続きません。一週間、二週間、一ヵ月、二ヵ月とGAに出席しない日が続くと、またあの恐ろしい脳の回路にスイッチがはいり、元のギャンブル地獄へと転落していくのです。

現在、わが国におけるGAの数は百八十八と言いましたが、これからどんどん増えていくでしょう。私自身は、ギャンブルの自助グループは、各市にひとつ、政令指定都市では各区にひとつあってしかるべきだと思っています。

GAの数がライオンズクラブやロータリークラブ、ソロプチミスト（女性による国際的なボランティア団体）のクラブのように増えると、患者は遠くまで行かずに身近な場所で治療ができるようになります。週三回も四回も参加できます。仕事で出張した先でも、夜はその地の自助グループに行けばいいのです。現在まさしく米国がそうなのです。ニューヨーク市を例にとると、月曜十一ヵ所、火曜十ヵ所、水曜十三ヵ所、木曜十一ヵ所、金曜五ヵ所、土曜五ヵ所、日曜七ヵ所でGAのミーティングが開かれています。

幸い、私の住む福岡県には二十二のGAがあります。全国の一割五分ほどが集中しているのです。これも二十年前からの患者さんたちの努力であり、毎日四、五ヵ所でミーティングが開かれています。

3、GAの十二のステップ

GAがミーティングのテキストに使う十二のステップは、もともとアルコール依存症患者の自助グループであるアルコホリックス・アノニマス（AA）の十二ステップを改変して作成されたもので、内容はほとんど変わりません。文章の中の〈アルコール〉を〈ギャンブル〉に置き換えたと考えてもいいくらいです。

この十二ステップの構成と文章に接するたび、私にはこれが人類の英知の世界遺産のように思えてくるのです。それほどよくできており、人の魂に響くものを内蔵しています。

各ステップには標題があり、その次に二十項目か三十項目に及ぶ、発言のテーマが並べられています。参加者は、自分で項目をひとつ、あるいはいくつか選んで、話せばいいのです。

参考のために、各ステップの標題を順に採録してみましょう。

ステップ1――私たちはギャンブルに対して無力であり、思い通りに生きていけなくなっていたことを認めた。

ステップ2――自分を超えた大きな力が、私たちの考え方や生活を健康なものに戻してくれると信じるようになった。

ステップ3――私たちの意志と生き方を、自分なりに理解したこの力の配慮にゆだねる決心をした。

ステップ4――恐れずに、徹底して、モラルと財務の棚卸しを行い、それを表に作った。

ステップ5――自分に対し、そしてもうひとりの人に対して、自分の過ちの本質をありのままに認めた。

ステップ6――こうした性格上の欠点全部を、取り除いてもらう準備がすべて整った。

ステップ7――私たちの短所を取り除いて下さいと、謙虚に、自分の理解した神に求めた。

ステップ8――私たちが傷つけたすべての人の表を作り、その人たち全員に、進んで埋め合わせをしようとする気持ちになった。

ステップ9――その人や他の人を傷つけない限り、機会あるたびに、その人たちに直接埋め合わせをした。

ステップ10――自分自身の棚卸しを続け、間違ったときは直ちにそれを認めた。

ステップ11――祈りと黙想を通して、自分なりに理解した神との意識的な触れ合いを深め、神の意志を知ることと、それを実践する力だけを求めた。

ステップ⑫——私たちのすべてのことに、この原理を実践する努力を続け、このメッセージを他の強迫的ギャンブラーに伝えるように努めた。

十二ステップの成立は、パソロジカル・ギャンブリング（病的ギャンブリング）という診断名が採用された一九八〇年よりも古いので、〈ギャンブル症者〉や〈ギャンブル障害〉の呼称は使わず〈強迫的ギャンブラー〉と言っています。こだわる必要はありません。

〈神〉という用語にも戸惑うかもしれません。これは何もキリスト教の〈神〉を意味するわけではなく、人間の力や自分の力を超える偉大な力と解釈すべきです。ステップの中味にはいると、その他にも〈ハイヤーパワー〉という用語が出てきます。これも、人の力を超越した目に見えない大いなる力が、この世には存在しているという考え方の反映です。

〈棚卸し〉という商業的な言葉にも、違和感を覚える向きがあるかもしれません。これは、貸し借りのありのままを、精神的にも金銭的にも明確にしておくくらいの意味です。

全体的に俯瞰（ふかん）してみると、十二ステップの流れは、次のようになります。

まず自身のギャンブルに対する無力を認め、自分を超える大きな力の存在を信じ、その力に自分のすべてをゆだねます。

次に精神的・金銭的な貸借表を作り、これまでの自分の過失を認め、他の人にも認めてもらい、性格上の欠点を取り除いてもらう下ごしらえをし、その除去を大いなる力に求めます。

さらに、これまで傷つけた人の表を作り、機会があれば埋め合わせをし、棚卸しを続けながら、間違いは直ちに認めるのです。

最後に、自分を超えた大いなる力との触れ合いを深めつつ、GAのメッセージを他のギャンブル症者にも伝えるように励みます。

こうやってまとめると、またしても、抽象的過ぎる、宗教臭さがどうしてもまとわりつくという感想が聞こえてきそうです。

そのような感想を払拭するためには、より実際的になっている各項の中味に目を移すと、理解しやすくなるはずです。

各ステップから、〈話し合おう〉の項目のほんの一部を抜粋します。

ステップ1（無力）
A、初めて強迫的ギャンブルの問題に気がついたのはいつか。
B、もう普通にギャンブルができないことを証明する例を挙げよう。
C、ほかの人のためではなく、自分が生き残るために、ギャンブラーズ・アノニマスに来るようになったか。

ステップ2（自分を超えた力）
A、私たちはせっかちに判断する。
B、私たちは事実よりも直感で判断する。
C、自分に優越感をもつために言い争う。
D、私たちがせっかちに話したために起こった失敗。

ステップ3（大いなる力へのゆだね）
A、GAにつながってから、私たちはどのように変わり、行動をどのように変えようとしてきたか。
1　ギャンブルをやめているか。

2　以前よりも自分自身を好きになり、大切にしているか。
3　以前よりも他の人を好きになり、大切にしているか。
4　成長し、成熟したいという願いはあるか。

ステップ④（棚卸し表）
A、私たちは他の人を責める傾向があるか。その理由は？
1　私たちが失敗したからか。
2　ギャンブルで負けたからか。
3　ギャンブルをしたからか。

ステップ⑤（過失の確認）
A、GAに来てから、自分や他の人に対してもっと正直になったか。説明しよう。
B、私たちの治療が、生き方の方向性を変えたか。どのように変わったか。
C、どのくらい長く、私たちは恨みや怒りをかかえてきたか。そして、どうなるか。

ステップ⑥（欠点の除去の用意）

A、成長するという目的をもったのはGAにつながる前か、つながったあとか。
B、私たちはより正直になったか。
C、心を開いて、他の人たちの話に耳を傾けるやる気があるか。
ステップ7（欠点の除去の依託）
A、謙虚な人は弱い人間だろうか。
B、ギャンブルは、勇気を示すもの、あるいは友人と違うことを示す証拠だったか。
ステップ8（傷つけた人の一覧表）
A、私たちは他の人をギャンブルでどのように傷つけたか。
B、私たちが他の人に与えた傷は、今もうずいている。私たちはそれに対して何をしているだろうか。
ステップ9（埋め合わせ）
A、怒りは鎮まったか。客観的に問題に対処することができるか。
B、現在、どのような結果を受け入れにくいか。どのような恐れが残っているか。

C、自信や自己評価を育んだか。説明しよう。

ステップ⑩（間違いを認める）

A、私たちはまだ怒りの感情を正当化しているか。

B、他の人に対する寛容。それは改善されたか。その理由は？

C、「ごめんなさい」と言うのは嫌か。

D、謝ることが難しくなっているなら、それはいつからか。その理由は？

ステップ⑪（大いなる力との触れ合い）

A、「受け取るよりも、与えるほうが大切だ」。その理由は？

B、最後にほめられたのはいつか。何についてほめられたか。その価値はあったか。

ステップ⑫（メッセージの伝達）

A、私たちが落ち着いて自信に溢（あふ）れているとき、他の人の怒りや混乱した行動のなかに、自分の成長をどのように振り返り、理解するか。

B、ギャンブルをやめていることが象徴すること。

重ねて念をおすと、こうした項目にそった〈話し合おう〉は、通常の会議と違って、各自の意見を戦わせることではありません。もちろん結論も出ません。

参加者がひたすら自分の考えと行いを、みんなの前で開陳するだけです。ひとりが話し終えると、次の人に順番が回り、一巡すれば、六十分ないし一時間半の時間が経過しています。そしてそのまま司会者は散会を告げるのです。言いっ放しの聞きっ放しが特徴で、これは一種のオープン・ダイアローグになっています。注釈や助言、まとめがないのです。だからこそ威力を発揮します。

回毎にステップミーティングをしていると、途中で参加する人は当然のことながら戸惑います。ことにその初回が、ステップ2の自分を超えた大きな力（ハイヤーパワー）や、ステップ4の棚卸しだったりすると、面食らうばかりです。その中の項目をどれか選べと言われても、目を白黒させるのが関の山でしょう。そんなとき、司会者は最後にその人を指名し、「何か感想がありましたら、どうぞ」とか、「これまでのギャンブル歴を、よろしかったらどうぞ」という具合に発言を促します。答えてもいいし、まだ迷っているのなら、答えなくても一向に構いません。

十二ステップのうち、一番の基礎になるのは何といってもステップ1の〈無力〉です。新しい参加者がある場合、ステップの順番を変更して、ステップ1に戻ることもあります。また、月に一度は、必ずステップ1を取り上げるグループもあります。グループ毎の方針は違って当然なのです。

週に二、三度も異なるGAに参加している人は、日曜日にステップ3をやり火曜日にステップ2になり、金曜がステップ11になることだってあるはずです。それでもいいのです。

週に一回以上参加するというのが治療ですから、通常は三ヵ月で十二ステップを一巡します。その後も参加を続けていると、今まで気づかなかった項目や言葉が目にはいるようになるはずです。読み返す毎に異なる感動を与えてくれる古今東西の名著と同じ性質を、十二ステップは持っているのです。

ところが、GAに一、二回参加しただけで、毛嫌いというか、嫌悪感をもつギャンブル症者がいます。「GAで、自分の生き方をとやかく言われたくない」「GA以外の方法でやめてやる」というわけです。

「他人にとやかく言われたくない」というのは、それまでのそのギャンブル症者の生き方と何ひとつ変わりません。

「GA以外の方法でやめてやる」というのも、ひとりよがりの考え方です。そういう方法が存在するのなら、とっくの昔にやめていたはずでしょう。今さら探すというのも愚の骨頂です。

GAに参加し続け、ギャンブルをやめ続けている人たちからは、GAに関するいろんな感想を聞くことができます。ＧＡ理解の一助にするために、列挙しましょう。

◆無力を認めて、ハイヤーパワーを信じて、ゆだねる。
◆ＧＡに来れば決して悪くならない。
◆ＧＡと共に生き、ステップと共に歩く。
◆ＧＡが人とのつながりを教えてくれる。
◆ＧＡのミーティングに出る。当たり前の行動。
◆自分で変えよう、変わろう。一度きりの人生。
◆ＧＡは、自分が自分のことを素直に話せる場。
◆今日一日だけ、私はギャンブルをしない。私はこの日だけを生きる。
◆回復は、ＧＡに通う足から。まずはやってみよう。
◆もうよかろう。治療の道を歩もう。
◆ＧＡにいると、肩の荷がおりる。
◆ＧＡで、仲間と自分の共通点を考える。
◆何もかもうまくいかないとき、他人から言われたとおりやってみる。
◆ＧＡが、家族に与えた苦痛を気づかせてくれる。

◆GAの仲間の話が、自分の考えの足りないところを補ってくれる。
◆仲間のひと言ひと言が、自分の過去を振り返らせてくれる。
◆GAは、そこで起こることを素直に受け入れられる不思議な場。
◆嘘をつかないでいい生活が、こんなに楽で落ちついたものだったとは。

4、自助グループが目ざすもの

自助グループに参加し続けることが、ギャンブル障害を克服する最も確実で、一番有効な治療法だと、これまで何度も繰り返してきました。しかし、その確実性と有効性の理由については、まだ述べていませんでした。

なぜ自助グループへの参加によって、あれほど自分を堕落させ、周囲に迷惑をかけ、多大な精神的・経済的な傷を負わせた病気が、回復するのでしょうか。

ステップ2の中に、次のような文章があります。

話し合おう。

ギャンブルをやめてから、生活や行動はどう変化したか。よいか、悪いか。驚いたか。

私がびっくりするのは、最後の〈驚いたか〉なのです。十年も二十年もギャンブルをやめられなかった人間が、自助グループへの参加で、やめられるのです。ですから、本人自身が〈驚き〉ますし、そうした患者の回復を何百人も見てきた私自身も、〈驚く〉のです。

回復する理由は、自助グループの最終目標が、生き方の改善、人間性再獲得にあるからです。

ギャンブルをやり続けていると、人間が人間でなくなる、人間の顔をした鬼やロボットになる、いや鬼やロボット以下になる、とも私は言いました。早い話が、ギャンブル症者は、〈見ザル、聞かザル、言わザル〉の〈三ザル〉状態と〈三だけ〉主義になる、とも言いました。自助グループは、この〈三ザル〉状態〈三だけ〉主義の呪縛から、ギャンブル症者を解き放って、本来の人間に引き戻してくれるのです。

ギャンブル症者の性格的特徴として、十二ステップはさまざまな面を列挙しています。他人を恨み、他人に怒りをいだき、他人を憎み、非難し、裁き、攻撃し、言い争いをし、反抗的態度をとります。

他人を寄せつけず、偏狭で、敬うことを知らず、嫉妬心のかたまりであり、人を信じず、根拠のない優越感をいだき、物質的な成功ばかりねらい、ひとりよがりで、自分のことは自分が一番知っていると思い込み、殻に閉じ込もっています。

何事にも怠惰で、中途半端で、自己中心的でありながら、うぬぼれており、偽りの自尊心にこりかたまり、不正直です。

その反面、いつも恐れをいだいて、せっかちであり、心配性で、かつわがままで、自分のしたことを過小評価し、釈明ばかりし、理由づけと正当化に終始し、自己憐憫(じこれんびん)をし、聞き下手であり、結局のところ、傲慢な態度をとり続けます。

自助グループに参加しているギャンブル症者は、例外なく、自分の性格はそのとおりだと白状します。そしてあたかも自分が、昔からその性格だったかのように言います。

それを聞いていて、私はいつもそうではないと思うのです。

怒り、憎しみ、非難、裁き、言い争い、攻撃、偏狭、恨み、不敬、復讐(ふくしゅう)、利己主義、嫉妬、ひとりよがり、優越感、信じない、物質的成功、殻に閉じ込もる、自分勝手、貪欲、自己中心、中途半端、怠惰、不安、うぬぼれ、せっかち、狭量、わがまま、正当化、釈明、理由づけ、聞き下手——、というような性格は、もともと存在するはずがありません。

小さい頃からそんな性格の人間がいるとすれば、怪物か化け物でしょう。

十年、二十年、三十年とギャンブル漬けになり、頭の中は金の工面のための嘘とギャンブルで一杯、暇さえあればギャンブル場に通い続けている間に、そんな怪物のような性格に変わってしまったのです。人間性を陶冶することなく、持てるすべてのエネルギーをギャンブルと金の調達に費やし、嘘をつき通した挙句の果てに、そのような性格になり果ててしまったのです。

ですから、自助グループが目ざす究極の目標は、人間性を取り戻すこと、人間性の回復なのです。

しかし、人間性といっても、具体的な像を思い浮かべるのが困難かもしれません。

これもGAの十二ステップの手引きの中に見事に書かれています。〈思いやり〉〈寛容〉〈正直〉〈謙虚〉の四つです。

ギャンブル症者は、まず〈思いやり〉がありません。他人のことなど、どうでもいいのです。死んだ親の香典を盗んでギャンブルをし、子供のお年玉を盗って、ギャンブル場に走ります。夕飯の席で「この家には泥棒がいるね、お母さん」と、よく子供が言っていたと、パチンコをやめて三年になる患者が私に漏らしたことがありました。ギャンブルをしていたとき、子供の小遣いを盗んでいたのだそうです。いわゆる家庭内窃盗です。

〈寛容さ〉も持ち合わせていません。他人が少しでも間違うと、自分のことは棚に上げて、とことん責めたてます。

〈正直さ〉もなく、逆に、何度も説明したように、頭のてっぺんから足の爪先まで、嘘の塊になっています。ギャンブル症者は、嘘八百どころか、嘘八万、いえ嘘八十万なのです。

そして最後の〈謙虚さ〉も、ギャンブル症者には無縁の資質です。どこまでもわがまま、傲慢であり、居丈高です。しぶしぶ入院して来たギャンブル症者は、〝おう、入院してやるわい〟と言ってふんぞり返っています。これが三ヵ月の入院でしゅんとなり大人しくなるのです。

思いやりがもてるようになれば、人を愛する優しさが出てきて、自分を無にして人をあわれむことができ、心の落ちつきが生じてきます。

寛容さが身につくと、広い心で人を許し、他人を信じることができるようになり、忍耐づよい賢さがその行動に表われてきます。

正直であれば、素直さと冷静さがおのずと身につき、夢や勇気をもつことができるようになります。

そして謙虚さからは、懺悔の気持ちが出てきて、他人の意見もすんなり耳にはいるようになるのです。

自分の生き方の目標を、この〈思いやり〉〈寛容〉〈正直〉〈謙虚〉に置いていれば、もう人生の道を踏みはずすことは、絶対にありません。職場でも家庭でもうまくやっていけます。こうした人間性豊かな人生には、いくら経済的に貧しくとも、幸せが約束されています。もはやギャンブルに再び手を出さなくてもよくなります。ギャンブルのほうから、こちらに近づいて来なくなるのです。

自助グループに参加していて、私はいつも思うのです。はたして通常の社会のなかに、こうした人間性を豊かにするような場が用意されているのか、という疑問です。よほど熱心な自己修練を自らに課している人でなければ、こんな教育の場はもっていないのが普通でしょう。思いやり、寛容、正直、謙虚さを学ぶカルチャーセンターがあるとも思えません。

ところが、治療の道を歩いているギャンブル症者は、この人間性回復の場に、週一回以上、足を運びます。知らず知らずのうちに、この四つの美徳を学習していきます。

私が参加する自助グループには、時々、看護師や若い研修医、心理療法士、作業療法士なども顔を出し、最後には司会者から意見を求められ、短い感想を口にします。

そんなとき、さまざまな感想が出されますが、私は私自身を含めて、ギャンブル症者でないスタッフには、こんな人間性回復の場など、ひとつも用意されていないことを痛感するのです。

皆、日頃は仕事をこなすことで精一杯です。上司にせきたてられ、同僚とは、足を引っ張ったり、引っ張られたりして、その日その日を生きていくのがやっとです。ともすれば、思いやり・寛容・正直・謙虚とは裏腹の誹謗中傷に満ちた生活を送りやすくなっています。

こうしてみると、自助グループに毎回出席しているギャンブル症者のほうが、傍聴している私たちスタッフよりも恵まれているとも言えるのです。

GAの十二のステップのうち、最後のステップ12の〈話し合おう〉の項目に次のような問いかけがあります。

なぜ多くのメンバーが、「私は強迫的ギャンブラーになって感謝している」と言うのか。

その回答がまさしくこれなのです。治療の道、回復の道を歩んでいるギャンブル症者は、人間性回復の場に恵まれているからなのです。普通の人にはこんな思いやり・寛容・正直・謙虚を学ぶ場など、ひとつも用意されていません。いつまでも、生き馬の目を抜くような殺伐とした世界で暮らしていく他ないのです。

自助グループに参加せず、通院だけでギャンブルをやめ続けている人も、確かにいます。しかし自助グループに通いながらやめ続けている人とは、どこかが違います。自助グループに通いながらギャンブルをやめている人は、自然体でやめているのに対して、通院のみでやめている人は、苦し気なのです。ギャンブルをやめてはいるが、何か悲痛な気持ちのまま生き続けている印象があります。

ギャンブル障害の息子を持った両親が、当の本人が三ヵ月、半年、一年とギャンブルをやめていくにつれ、「先生、昔の息子に戻っていくようです」と感想を漏らすこともあります。自助グループに参加を続け、ギャンブルをやめ続けることによって、性格についた悪い垢が落ち、もともとあった人間性があらわになってくるのでしょう。

同じことは私自身、月に一度、患者を診察していて痛感します。親兄弟、配偶者に連れられてしぶしぶ来院した当初、投げやりで、トゲトゲしさばかりむき出しにしていた患者が、一ヵ月、三ヵ月、半年、一年、二年とギャンブルをやめている間に、どんどん変わっていくのです。

ギラギラ、あるいは死んだ魚のようにどんよりしていた目に、明るさが戻り、言動にも落ちつきが出てきます。あ、この患者のもともとの性格は、こんなに素直で謙虚だったのだなと納得させられます。精神科の臨床医として、人間性を回復した患者を目にするときほど嬉しく、感銘を受けることはありません。

人間性を回復した患者は次の三つが自然に口をついて出るようになります。

・ありがとう

・お世話かけるね
・ごめんね

そうです。普通の人なら日常生活でよく口にするこの三つの言葉を、ギャンブル症者は一切言うことができなくなっています。それは、感謝とねぎらい、謝罪の気持ちが、失われているからに他なりません。

まさしくこの意味で、ギャンブル障害は生活習慣病であり、その治療は生涯教育なのです。

5、ギャマノン（GAM-ANON）

ギャンブル障害は、他のどんな病気にも増して、本人よりも周囲の人間が傷つく病気です。アルコール依存症や薬物依存でも、家族が被害をこうむることがありますが、ギャンブル障害の比ではありません。周囲が傷つく頻度と度合いにおいて、ギャンブル障害を超える病気はないと言えます。

家族は傷ついているのに、その理解をなかなか得られない点でも、ギャンブル障害は特異な疾患です。例えば、ギャンブル症者を夫に持つ妻の場合を考えてみましょう。ギャンブル障害の二大症状である借金と虚言によって、骨の髄まで苦しめられます。夫がこしらえた借金でありながら、妻もその責任を負わねばならないと信じ、金策に走り、あるいは借金返済のために、昼夜となく働き続けます。立ち直ると約束しながら、夫は何度となく借金を繰り返します。早い話が、だまされ続けるのです。

そしてその窮状を、まずは夫の実家に訴えに行くのですが、姑や舅は「それはあなたの夫の操縦法が悪いからだろう」「うちの息子はそんな息子ではなかった」と、耳を貸すどころか、逆に嫌味を言うのです。

困った挙句、今度は自分の実家に相談に行きます。しかしここでも、「男がギャンブルをするくらい当たり前」とか「お前があまり厳しくするので、亭主がギャンブルに走るのだ」と、諭されます。

ギャンブル障害の子供を持つ親も、妻に劣らず微妙な立場に追い込まれます。まずこういう問題は家の恥ですから、親類縁者や知人には話せません。また親自身も、こんな子供にしてしまったという自責の念や、育て方が悪かったのではないかという後悔じみた責任感に悩まされます。子供がギャンブルでつくった借金は、子供の将来のためにも、取り除いてやるべきだと思ってしまうのです。

しかもその借金の肩代わりは、決して一回では終わりません。もうギャンブルはしないという誓約書まで書かせたのに、数ヵ月後、一年後には、前回以上の借金が判明しています。この病気は〈意志〉の弱さからくるものではない、という事実を知らないため、説教と尻ぬぐいを際限なく繰り返し、最後には、貯金も年金も、家屋敷までも、借金返済につぎ込んでしまいます。

こんな悲惨な状況に陥っても、親が相談に行く場所は限られています。県や市の精神保健福祉センターに、ギャンブル障害の相談窓口が置かれている自治体があれば幸いですが、そんな相談窓口のない地域がまだまだ大半です。治療機関に至っては、それ以上にお寒いのが、日本の現状なのです。

こうした悩める家族のための自助グループの集まりが、ギャマノン（GAM－ANON）です。

前のほうで、GAは全国で百八十八ヵ所あると言いましたが、現在ギャマノンは百六十グループを超えています。数の点ではGAに劣りますが、その増え方の速度はGAをしのぐものであり、今後GAと肩を並べる数になるはずです。

ギャマノンは、ギャンブル症者の家族や友人のための自助グループであり、やはりGAと同じような回復のための十二ステップを、ミーティングのテーマとして使います。もちろん会員は匿名を使います。

よく誤解されるのですが、このギャマノンの目的は、家族であるギャンブル症者にギャンブルをやめさせることではありません。

それどころか、ギャンブル症者への援助をやめることこそが、ギャマノンの目的だと言えます。自分たちが無力であることを学び、ギャンブルはギャンブラー本人の責任であり、借金を払うために家族が奔走し、働き続けるのはむしろ逆効果だということを学ぶのです。

ギャンブル症者である本人がGAに参加するようにし向けることも、ギャマノンの目的ではありません。そんなことはいくらやっても効果がなく、無駄骨に終わり、こちらがくたびれ果てるだけです。

それよりも、このどうにもならない苦しみから自分を解き放ってやることのほうが、先決問題です。家族が怒りをもち、ギャンブル症者に批判の言葉ばかり投げかけていては、物事が良い方に向かうはずはありません。

このこみいった問題を冷静に見つめ直すためには、いったんこの地獄を客観的に見てみる必要があります。それには、問題を一時棚上げして、こちらがひと息つき、心身の安定を取り戻すのが先決です。

ギャマノンは、まさしくそのためにあります。出席者は全員が、ギャンブル症者に悩まされ、地獄を味わいつくした体験者ばかりです。どんな小さなことでも、話せば、打てば響くように理解されるでしょう。ギャマノンではこれまで誰にも言えなかった思いのたけを吐き出すことができます。話すことで、人は癒やされ、こり固まっていた緊張がほぐれ、自分たちの置かれた立場や、進むべき道が見えてきます。

ギャンブル症者の家族は、えてして本人を救うためのスーパーマンの役目を、知らず知らずしてしまう傾向があります。本人を救えるのは自分たちしかいないと思い込み、ありとあらゆる手立てを講じ、最後にはへとへとになってしまうのです。

これだけし尽くしてやったのだから、本人がその恩義を感じて、期待にこたえてくれるはずだと思いがちです。これでは、自分にもそしてギャンブル症者である本人にも、過剰に期待していくことになります。家族はスーパーマンでもなく、また相手は、意志や人間性を失った病人ですから、期待がかなえられる事態など、百年たっても到来しません。

それよりは肩の力をぬき、本人へ援助の手もさしのべず、期待もせず、自分自身の生活を大切にすることを優先すべきです。もっと端的に言えば、ギャンブル症者は放置し、自分だけの楽しみと生き方を見つけることです。

借金まみれだから、そんな余裕などない。この借金を返すためには、こちらが働かなくてはならない。家族はそう思うかもしれませんが、よく考えてみて下さい。借金は、本人の借金です。本人以外は返す必要などありません。本人が考え、本人が返却すべきものです。本人の責任を家族が取り上げていては、本人の回復はいよいよ遠のき、問題は深刻化するばかりです。

家族の苦悩や自責の念を、ギャンブル症者は本能的に感じとり、自分の責任をよく転嫁してきます。お前が女房として至らない点があるので俺はこうなったのだから、とか、親が冷たかったのでこんな自分になってしまったのだ、とか責任をなすりつけるのです。妻も両親も、完璧な人間ではないので、どこかしら欠点はあります。そうすると自責の念はいよいよ強くなり、そこを嗅ぎつけた人間の顔をした鬼以下、ロボット以下のギャンブル症者は、「尻ぬぐいするのは当然だ」と迫るのです。

わが子に向かって、親の借金を肩代わりするのは子供として当然だろう、と言うギャンブル症者さえいます。全くの本末転倒も甚だしいのですが、長年親のギャンブル癖と借金に悩まされてきた息子、娘は、金縛りにあったように、そうかと思ってしまいます。そしてせっせと稼いでは、親の借金を返済し続けるのです。

こんな具合に、ギャンブル症者と一緒に暮らしていると、知らず知らず平衡感覚を失い、客観的に物事が見られなくなるものです。ギャンブル症者が繰り出す嘘と借金が、家族の判断力を歪(ゆが)めていくのです。

いわば歪んだ家族の中で、成長を余儀なくされるわけで、生き方までもが独特の癖を知らない間に身につけるのでしょう。あれほどギャンブル症者の親に悩まされた子供が、気がついてみたら配偶者がギャンブラーであることを知り、愕然(がくぜん)となります。慎重に配偶者を選んだはずなのにこうですから、いかにギャンブル障害の見えない影響力が大きいかが分かります。

家族は、ギャンブル症者に振り回されず、自分の健康を保つ必要があります。いくら冷たいとののしられても、ギャンブル症者とは一線を画さなければなりません。距離をとっていれば、巻き込まれる危険も減ってきます。

そうです。ギャンブラーはギャンブラー、わたしはわたし、という生き方を身につける場がギャマノンであり、その下準備の先に、ギャンブル地獄からの生還があるのです。

6、自助グループの注意点

ギャンブル障害の治療に大きな威力をもつ自助グループですが、その特徴ゆえに弱点も当然有しています。自助グループが最大限に有効性を発揮するには、陥りやすい弱点をも見すえて、用心深く成長していく必要があります。

自助グループは、その本質において、特定の思想や政治理念、社会運動には無縁の立場を貫いています。病気に悩む人々を、差別なく公平に広く受け入れるためです。また経済的基盤も、特定の個人や団体に依拠することをしません。会場費や光熱費は、会員たちのささやかな献金だけでまかなっています。

こうした独立性と自立性が、逆に存続を危ういものにする面もあります。あくまでも会員個々人の力で支えていくしか、手立てはないのです。

また、自助グループとしての広報活動も、最小限にとどめている場合が多く、自らがマスメディアにしゃしゃり出ていくことはありません。マスメディアの取材に応じる場合も匿名を厳守して、識者よろしくコメントを加えることもないのです。グループの存在を公表し、ミーティングの一部を公開するだけにとどめます。

これが、自助グループの発展や拡大をさまたげている第一の問題点でしょう。現代の宣伝ばやりの社会の潮流とは逆行するような方針だからです。昔の質屋のように、裏通りにひっそり店を開けているのが、自助グループなのです。GAの数が発足後三十年を経過したのにまだ二百に届かないというのも、その内向きの姿勢の結果でしょう。

しかも、いまだにGAのない県もあるのです。GAのメンバーでもない私は、あちこちでGAの宣伝をすることに生き甲斐を感じています。本書では、GAを持たない未発達、未発展の県名をいちいちあげるのは控えますが、講演などでは堂々と口にし、批判します。GAがない県の精神保健福祉センターの責任者は、これを大きな恥、いや職務怠慢だと感じるべきでしょう。

第二の問題点は、自助グループの宗教臭さです。自助グループは特定の宗教に属さないといっても、十二ステップの中で出てくる〈ハイヤーパワー〉や〈神〉という用語に、キリスト教臭さがあるのは確かです。

自助グループでよく唱和される有名な〈平安の祈り〉にも〈神〉が出てきます。

——神さま、私にお与え下さい。変えられないものを受け入れる落ち着きを、変えられるものは変えていく勇気を、そしてその二つのものを見分ける賢さを。

しかしこの〈神〉は、自助グループに参加しているうちに気にならなくなります。それぞれが自分の考える〈神〉を見つけるからでしょう。逆にいえば、〈神〉が気になるうちは、〈自分が大将〉で〈俺が俺が〉が頭の中を占め、まだまだギャンブル地獄のまっただ中にある証拠でしょう。

第三の問題点ですが、自助グループは、参加を強制しません。参加も不参加も、自分で決定するのです。これが自助グループの固定化を妨げ、流動性を増し、参加人員が増えたり減ったりします。通常の会合では、会員が決められているので、大幅な増減はないのですが、自助グループは違います。

なるほどGAではスポンサー（世話人）がいて、欠席している人には電話をして参加を勧めることはありますが、決して強制にはなりません。この任意性が団体としての自助グループの結束を、弱める一因になっているのは事実です。しかしこの流動性、行くのも欠席するのも自由、自らが決めることこそ、逆に自助グループの強味だと、私は思っています。

自助グループには、リーダー的な存在の人がいるのが通常です。グループの創設者であったり、古株であったり、GAならスポンサーであったりします。しかしこういう人々も、自分がボスだとは決して思っていません。スポンサーがGAのメンバーの奉仕者であるように、古株のリーダーも単なる世話人です。これがボス的存在になってしまうと、自助グループの良さがことごとく壊れる発端になります。

GAでは、五年ギャンブルをやめている人が、三年やめている人より偉い、という見方は一切しません。昨日までギャンブルをしていて今日GAに初参加する人でも、七年間やめている参加者と、ギャンブル症者という一点では同等であり、何ら差がないのです。古参のメンバーは、新入りのメンバーを見て、自分の過去をまざまざと思い出し、それを糧として先に進んでいきます。新参者は、自分はもうギャンブルはやめられないと思っていたのに、何年もやめられている人が目の前に何人もいるのに圧倒されます。一条の光を見出し、自分もやめられるのではないかと思うのです。これも、参加者全員が平等であるという前提があるからこそです。

自助グループでは、批判や忠告、助言を極力少なくし、GAでは特にそれを徹底させています。せっかく助言を求めて自助グループに来たのに、何にもないではないかと落胆する参加者もいるかもしれません。しかし考えてみて下さい。病的ギャンブラーは、十年、二十年、三十年にわたって、他人の忠告や助言を無視してきた過去を例外なくもっています。今さら助言もないでしょう。助言などすれば、耳を塞いでしまうはずです。

もし助言が聞きたければ、ミーティングが終わったあとにスポンサーや世話人に訊けばいいだけです。

自助グループは、他のグループの批判も一切しません。これがグループ間の切磋琢磨を妨げ、進歩し合う機会を失っていると考える人もいるかもしれません。

批判をしない代わりに、自助グループ間での交流は、地域のフォーラムや周年行事への参加などで、大いになされています。他のグループの良し悪しに気づく機会は、その都度あります。その良いところを参考にして、自分たちの自助グループに生かす工夫は、どの自助グループでも行われています。

自助グループはこうあらねばならないという掟のようなものも、存在しません。形式も自由ですし、内容も種々です。前に述べた十二ステップにしても、使わなくてもいいのです。この自由度の高さが、各自助グループのまとまりを悪くし、自助グループ同士の結びつきを弱めている面は、あるかもしれません。

しかし、貴重なのは画一性より、この多様性でしょう。さまざまな自助グループがあってこそ、ギャンブル症者は自分に合った自助グループを選択できます。単一、画一的であれば、選択の幅も狭くなり、複数の自助グループに参加する醍醐味も薄れるに違いありません。

また大方の自助グループには、医療従事者が参加しません。専門家がいないので、話が間違った方向に進んでも、あるいはそのままになる可能性もあります。医療的見地から見れば、首をかしげたくなる話が堂々と語られるかもしれません。

しかし、これも致し方のないことです。医療の場では、いかに患者中心の傾向が増しているとはいえ、まだまだ専門家が患者を引っ張り、誘導することが多いはずです。患者側からすれば、いらぬ世話をするなと言いたくもなるかもしれません。

自助グループでは、だからこそ、自分自身で自分の運命を決められるのです。成功するのも自滅するのも、自分が決定するのです。

医療の場では、患者同士が支え合って自然治癒力を高めることは、あまりありません。自助グループの眼目は、まさしくそこにあります。参加者同士がお互い力を与え、力をもらいつつ、治癒力を高めていきます。

そうやって、今日一日、この一時間一時間、あるいはこの一分間一分間、ギャンブルをやらない生活を築いていくのです。

これまで医学界は、病気の治療での主役は自分しかないとばかり大きな顔をして、自助グループの素晴らしい効用を無視してきました。私は将来、どんな病気でも、この自助グループが大きな役割を果たしていくに違いないと考えています。通常の医療にはできない健康回復への手立てを、自助グループがもっているからです。苦悩に満ちた病気に関する自助グループの力については、私の小説『インターセックス』の中でも詳しく述べています。

7、治療が始まって家族ができること

ギャンブル症者に対する家族の対応策は皆無であると前に書きました。Aという対応をしようが、Bという対応をしようが、Cという対応をしようが、一切無駄であり、奏功しません。

借金の肩代わりは、病気を進行させるだけだとも、前に述べました。治療が始まっていなければ、一切の努力も苦労もザルに水を注ぐようなものなのです。

しかし週一回以上の自助グループ参加、月一回の通院という簡単明瞭な治療が始まれば、家族の対応の仕方は大いにあります。

まず、借金の尻ぬぐいをしないことは、治療が始まっても大原則になります。本人がこしらえた借金ですから、本人に返済させます。返済できなければ自己破産でもいいですし、収入があれば、任意整理や特定調停、個人再生などの債務整理でもいいのです。弁護士や司法書士、あるいは家庭裁判所での手続きも、本人にさせるべきです。家族や

親族からの借金をチャラにしてやり、残りの借金の債務整理も誰か家族がするというのは、治療の効果を弱めます。助言や付き添いぐらいにとどめておくべきです。

第二に、本人の収入は、誰か本人以外の家族が一手に引き受けて管理すべきです。ギャンブル症者に金銭の管理能力は失われていますから、治療が始まったとはいえ、能力がたちどころについてくるものでもありません。ここは家族に任せましょう。家族がいない人は、事情をよく知り、理解のある第三者にお願いするのです。

第三に、本人に渡す小遣いは、毎日百円から三百円、あるいは五百円玉一個という具合に、少額にしましょう。ギャンブル症者の目の色は、三千円くらいの現金があると豹変（ひょうへん）します。三千円を三万円、十万円にしようとして、すぐさまギャンブル場に走ります。勝つはずはないのに、三千円が三万円、十万円に見えてしまうのです。

財布の中味を、常に千円以下にしておく方法もあります。タバコや飲料水代、おにぎり代などに使ったら、それを日々の小遣い帳につけさせて、家族に毎日見せるというやり方も有効です。金銭出納帳をつけるのが嫌なら、使った分の領収書を毎日家族に提出するのもいいでしょう。そのために、ジュースやお茶も自動販売機ではなく、コンビニで購入してレシートを貰（もら）う患者もいます。

買い物と料理、家事を任されている妻がギャンブル症者の場合は、夫が毎朝、千円札一枚を手渡すのがいいでしょう。夜の食事のとき、何に使ったのか領収書で明らかになります。

ギャンブル症者の息子が遠くに住み、仕送りしなければいけない場合も、ひと月分を一度に送金してはいけません。下宿代や授業料は、親の口座からの引き落としか、親が直接振り込むべきで、ゆめゆめ現金はギャンブル症者の手を経由させないことです。覚醒剤中毒で、覚醒剤が切れかかっている患者に、覚醒剤を渡して運んでもらうのと似ています。

日々の生活費に関しては、本人の口座に、親が二日に一度、二千円だけを振り込むのです。一日に千円でもいいのでしょうが、それでは煩雑すぎます。患者本人は二日に一度それをおろして、日々の食費や交通費にあてるのです。

第四の家族の対応としては、携帯電話を本人にうまく使わせるやり方も有効です。今、会社を出た、駅に着いた、何時頃には家に帰る、というようなことを、逐一報告させるのです。

ギャンブル症者の夫の携帯電話に、ＧＰＳを設定している気丈な妻もいます。夫の居場所が瞬時に分かるわけです。

かと思えば、ときどき夫に電話を入れ、夫が応じると、「あなたの周囲をすぐ画像で送りなさい」と命じる妻もいます。パチンコ店にいるのか、職場にいるのかが、たちどころに判明します。しかしこれは、よほど妻のほうに根性がないとできません。

ギャンブル症者の家族にできることといえば、そのくらいです。やはり何といっても治療の中心は本人なのです。家族がとって代わるのは所詮不可能です。

十三、通院治療と入院治療

一、通院治療

ギャンブル障害の治療は、週一回以上の自助グループ参加と、月一回の通院だと、これまで繰り返し述べてきました。

しかし最大の問題は、通院しようにも、相談を受けようにも、この疾患に関心をもつ精神科医が極端に少ないことです。全国に二万人近くの精神科医がおり、精神科病院も一千を超え、メンタルクリニックに至っては一万近くあるのに、このお寒い現状は実に情けないことです。

この疾患に苦しむ患者の数、悩む家族の多さに比較して、精神医療のなかでこれほどないがしろにされている疾患は、他にありません。むしろこの頃では、マスメディアのほうがギャンブル障害の恐ろしさに気がつき、よく報道しています。しかし、精神医学・医療の専門家の反応はいまだに鈍いものがあります。精神科医全体の不勉強、怠慢だと糾弾されても当然でしょう。

その理由は先述したように、おそらく、ギャンブル障害に効く薬がないからでしょう。医師はおしなべて、手術法や治療薬がない疾患には冷淡です。あたかもその疾患がこの世に存在しないかのように振る舞います。

しかし手術法や薬がなくても、疾患に苦しむ患者や家族があれば、相談に応じ、何とか方策を見出すのが医師の本分でしょう。複雑な病態を扱う精神科医であればなおさらのことです。薬がなくても、何とか徒手空拳で対処法を見出していくのが、精神科医の大切な務めではないでしょうか。

まず初診ですが、ギャンブル障害を扱っているメンタルクリニックや精神科病院の外来がどこにあるかは、たいてい県や市の精神保健福祉センターが把握しているので、そこに問い合わせるのも一方法です。もちろん各々の病院やクリニックに直接尋ねても構いません。最近では、インターネットで調べて、やって来る人が増えています。

初診は本人がひとりで来てもいいし、家族が同伴で来てもさしつかえありません。

本人が拒否する場合、とりあえずの相談のために、家族のみが来院することもできます。そんなときは、家族が自分の健康保険証を持参すればすみます。いずれにしても初診料は三千円を超えないはずです。これまで本人がギャンブルへつぎ込んだ何百万、何千万円といった金額に比べれば、微々たる額です。

家族のみの相談で、本人がギャンブル障害かどうかは、ほとんど百パーセント分かります。本人が黙っている場合、お金を何に使っているか家族には把握できていないことも、たまにはあります。こんなときでも、ギャンブル障害の二大症状である借金と嘘(うそ)が併存していれば、診断はたちどころにつきます。

診断がつけば、家族の対処法はもう決まったも同然です。借金の肩代わりは、病気を進行させるので禁止です。その他は何をしても無駄なので、放置に優(まさ)るものはありません。借金ももちろん本人の背負うべきものですから、放置です。

しかしこうやって精神科に行って診断がついたこと、治療法はひとつしかないことだけは、本人に正直に告げておくべきでしょう。どうするかは本人が決めることです。

家族だけで、前述したギャマノンに参加し続けるのも、良策です。ギャンブル症者に巻き込まれ、心身の平衡を失う危険性を防いでくれます。

ギャマノンがない所ではGAに参加しても構いません。GAに参加した家族の涙ながらの苦労話に、メンバーは自分たちの過去を思い出してハッとし、初心に立ち戻ります。そして家族のほうも、ギャンブルをやめている多くのメンバーと接し、光明を見出します。

本人が診断と治療のために、自ら受診した時点で、もう半分治療は始まったも同然です。あとは円滑に進みます。家族に勧められて、家族と共にしぶしぶ来院したときでも、主治医は病気かどうか確実に診断を下し、その重症度も判断して本人に告げます。そして週一回以上の自助グループ参加と、月一回の通院が治療だと宣言します。治療をするかしないか、あとは本人の選択次第です。治療しなければますます過酷な地獄に堕ちていくだけの話、本人が選んだ道ですから歩ませるしかありません。

この初診も費用は三千円以下であり、かかる時間も一時間くらいでしょう。ギャンブル場で費やす時間に比べると、これまた月とスッポンの差です。

主治医は患者や家族の帰りがけに、自助グループの開催場所を示した資料をくれるはずです。もちろん、インターネットで自助グループの場所や日時を探してもいいでしょう。本書の巻末に、ＧＡとギャマノンの連絡先とホームページアドレスを掲げておきました。

月に一度の外来通院は、初診のときと違って、十分か十五分くらいの時間しかかかりません。本人ひとりで来てもいいし、家族同伴でももちろんいいのです。これまた保険がきくので、費用は千五百円くらいです。それまでギャンブルで浪費した金額に比べても、雀の涙の出費です。

治療の場で、私が患者や家族に確認する項目は大して多くありません。何しろ十分か十五分の持ち時間しかないのです。私はＧＡの十二ステップにならって、十二の項目について患者に確認します。

まず第一に、ひと月の間にスリップ（再びギャンブルに手を出すこと）があったかどうかを尋ねます。スリップがなければ、ギャンブルをやめている期間が何ヵ月になるか、あるいは何年何ヵ月になったか、確認します。それが自己記録の更新であるのかも、明確にします。

自己記録更新のときは、大いに賞讃（しょうさん）します。今まで十年二十年、一日と置かずギャンブル場に通っていた患者が、ひと月でもギャンブルがやめられたという事実は、患者本人や家族にとって大事件なのです。どんなにほめても、ほめすぎることはありません。

もしスリップしたときでも、決して責めません。どういうきっかけでスリップしたのか、共にその原因を探ります。手元に現金があったり、暇があったり、自助グループ参加を怠っていたり、といくつかの要素がとり出せるはずです。また、ギャンブルに行きそうになったとき、どこかの自助グループの世話人やスポンサーに電話で連絡したかどうかも、尋ねます。SOSの電話をすることで、衝動が抑えられることは多いのです。

そして、スリップした事実は、正直に自助グループで告白するように勧めます。正直が自助グループの何よりの基本方針だからです。週に複数の自助グループに通っていれば、それぞれの場で白状しなければなりません。

スリップを自助グループのメンバーに告白する恥ずかしさ、情けなさ、面目なさを考えると、スリップなどしておられんと、ほとんどの患者が言います。三ヵ所の自助グループに参加していれば、三回言わねばならないのです。しかも一ヵ所で一度言えばいいというものでもありません。新しいメンバーが加わると、そのたびに口にする必要が生じます。これが、ギャンブルの抑止力として働くのです。

第二には、どこの自助グループに参加しているかを訊きます。自助グループに参加せずに、月一回の通院だけでギャンブルをやめ続けている患者もいますが、来院のたびに参加を勧めます。自助グループに参加している患者には、時折感想も訊きます。特に周年行事で他の自助グループにわざわざ出かけて行って参加したときなど、会の模様を詳しく訊きます。全員が、行ってよかった、勇気をもらいましたと言います。

GAはどこでも周年行事をしています。他地区のGAのメンバーが大勢やって来て、記念のミーティングを開催するのです。これに参加すると、他の旧知のメンバーにも会え、お互いにギャンブルをやめている自分を確認しあうのです。

GAでは、ギャンブルをやめてから一年毎に、バースデイと称して、他のメンバーがケーキなどで祝ってくれます。二年目のバースデイを祝ってもらった患者が、私に言ったことがあります。

「ぼくは祝ってもらって涙が出ました。本当は祝ってもらう資格など、ないのです。ただギャンブルを二年やめているだけなんです。普通の人間なら誰もがしていることなのです」

それを聞いた私も心の内で涙しそうになりました。

第三に、新たな借金がないかを確認します。ギャンブルをやめ続けていれば、新たな借金はまずありません。次に、今までの借金は、どうやって返済しているか、重ねて訊きます。月二万円、あるいは三万円を、あと何年返済すればいいのか訊くのです。これも順調に返していれば、労をねぎらいます。

第四に、収入は誰が管理しているかを訊きます。患者が自分の収入を自由に使える状態にあると、たちどころにギャンブルが再開されます。やはり年余にわたって、患者以外の家族が管理したほうが無難です。

そのあと第五に、患者がどういう具合に小遣いをもらっているかを訊きます。前に述べたように、これはさまざまなやり方がありますが、要は、患者が一度に大金を所持しないようにすることです。

第六に、小遣い帳をつけているか、あるいは領収書をちゃんと家族に見せているかも確認します。忘年会や歓送迎会、出張などの臨時的な費用は、どうやってもらっているか、訊いておくことも必要です。

一日三百円の小遣いで何年もギャンブルをやめている患者を前にすると、私は感動を覚えます。それを口にすると、患者は涼しい顔で答えます。

「先生、驚いているのはぼくのほうです。百円硬貨に、こんなにも価値があると初めて知りました。千円なんて、今のぼくにとっては大金で、何を買っていいか迷います。ギャンブルをしているときは、千円札など紙片同然でした。万札でないと、お金ではないと思っていました。金銭感覚が狂っていたのですね」

この感想に私も心の底から同意するのです。

第七には、携帯電話を持っている場合、居場所や退社時刻、帰宅時間をまめに家族に連絡しているか、尋ねます。また、スマホでゲームなどするのも、ギャンブルへの助走になるので御法度です。

第八には、これがある意味では最も重要なのですが、嘘をつかないでいるかを確認します。嘘とギャンブルは切っても切れない仲なので、嘘がなければ、ギャンブルもとまっているものなのです。

そして、ギャンブルをやめ続けている患者が、異口同音に言うのが、嘘をつかないで生きていられる幸せなのです。ギャンブルをやっているとき、朝起きて夜眠るまで、嘘を考えては口にしなくてはなりません。こんなにくたびれることはないはずですが、ギャンブル用の金と時間を捻出するためには、そうしなければならないのです。くたびれても、尻に鞭打たれて走らされる馬と同じです。ですから、嘘がなくなった人生がいかに楽かは、患者自身が真っ先に実感するものなのです。私もこの幸せに、大いに共感します。

第九に、仕事が順調にいっているかを問います。患者のなかには、背負った借金の返済のために、通常の仕事以外に、朝の新聞配達をしたり、休みの日に副業をしたりしている者もいます。暇をつくらない点では、ギャンブルの抑止力ともなりますが、私としては頭が下がる思いがします。

第十に、家族サービスをしているかどうかを訊きます。ギャンブル三昧のとき、患者は家族と接する時間など、まずなかったはずです。子供と遊園地で遊ぶ時間などもったいないし、夫婦で買い物に行ったり映画に行ったりするのも考慮外です。

しかしギャンブルをやめると、一日のうち、一週間のうちに時間がこんなにもあったことに、患者自身が驚きます。その時間は、家族サービスとして使うように、私は患者に勧めています。

この家族奉仕と関連させて、患者がひとりで来院しているときには、配偶者やその他の家族からどう評価されているかも訊き出します。患者自身は必死で三ヵ月、半年、一年とギャンブルをやめ続けているのに、周囲の評価と信用度はえてして回復していないものです。いつまでも疑いを持たれたり、過去の浪費のことをチクリチクリと持ち出されたりして、怒り寸前までいくのがしばしばです。しかしここで怒っては、先方から百倍も千倍もの怒りが返ってきて、挙句(あげく)の果てには、「あなたは昔と少しも変わらないね」

と言われるのがオチです。ですから、患者はひたすら耐えるしか道がありません。もとはといえば、自分が悪いのです。私はその忍耐心に同情し、感心します。

家族がつき添っているときには、家族のほうに、この頃の生活態度に対する感想を訊きます。ここでも、家族の評価は、案外低いものです。「確かに頑張ってはいるようですが、まだまだ周囲への配慮が足りません。自分中心のところが目立ちます」といった評価が多くなされます。これには、長い目で見てもらうしかないな、と思いつつ、私も黙って頷(うなず)くのみです。

十一番目に、休日の気晴らしには何をしているか訊きます。ギャンブル症者は、おしなべて無趣味です。趣味にさく時間などなく、これまで時間という時間はすべてギャンブルに費やしてきたからです。ギャンブルをやめたからといって、おいそれと気晴らしが見つかるはずはありません。たいていの患者は、暇な時間は家族サービスに使っていると答えます。

家族がない単身者でも、暇な時間は、なるべく自助グループに行っていることが多いのです。自助グループ参加が趣味の域に達すれば、もう治療の極まりと言っていいかもしれません。

最後の十二番目に、最近スリップしそうになってヒヤリとしたことはなかったかどうかを質問します。

何かの拍子で何万円かの現金を手にしたときなど、患者の胸は高鳴り始めます。何万円かが何十万円にも見えてくるからです。そんなとき、そのお金をすぐに家族に預かってもらって、危機を逃れなければなりません。

私たちの周囲にはギャンブルの宣伝が蔓延(まんえん)しています。テレビのＣＭでは、パチンコ台の巧妙な宣伝、競馬や競艇、競輪の宣伝、宝くじの宣伝が、繰り返し繰り返し放映されます。地方のテレビ局など、パチンコ関連の宣伝がなくなると、営業が成り立たなくなると言われています。

毎朝配達される新聞の中のチラシも、地方では半分以上はパチンコ店の宣伝です。スポーツ新聞の広告欄にも、公営ギャンブルとパチンコ店の宣伝が出ています。

そして駅前や道路沿いにあるパチンコ店の周囲には、色とりどりの旗やのぼりに加え、液晶の画面を掲げた広告塔があります。

患者は日常生活のなかで、こうした誘惑に打ち勝っていかねばなりません。テレビにギャンブルの宣伝が映ったら、チャンネルを変えるとか、新聞のチラシは見ないようにしているとか、パチンコ店の前は通らずに迂回(うかい)しているとか、患者は自分でさまざまな工夫をしているようです。

しかしこれも最初のうちだけで、一年以上ギャンブルをやめ続けていると、こうした宣伝にもビクともしなくなるものです。脳の復元力なのでしょう。

こうして十二の側面から断ギャンブル状態の確認を終えると、ひと月頑張った努力をたたえ、翌月の来院日時を決めて外来診療終了です。翌月の日程がまだ分かっていないときは、電話で予約をするように伝えます。

2、入院治療

居住地の近くにギャンブル障害を診る精神科医がいない場合は、人生の仕切り直しと、自分の病気についての学習、自助グループ参加の習慣づけのため、入院治療が大いに役立ちます。

ギャンブル症者の入院治療を行っている精神科病院はまだ多くないとはいえ、確実に増えています。アルコール依存症を扱っている精神科病院が、ギャンブル障害も治療するようになってきているからです。

どこにどんな病院があるかは、県や市の精神保健福祉センターが把握していることもあるし、インターネットで検索しても見つかるはずです。自分の住む県やその周辺の県にもないときは、関東地方や東北地方から九州にやってきても構いません。いくら旅費がかかるといっても、これまたギャンブルに使う費用に比べれば、微々たるものです。

入院費用は、健康保険があるはずですから、ひと月十数万円です。三食ベッドつき、治療と看護つきでこの値段ですから、ホテルに寝泊まりするより、低額なのです。
しかも、入院費の出る生命保険に加入していると、懐もいたまないかもしれません。一日の入院費が五千円出るとして、ひと月十五万円です。もうこれで入院費用をまかなえます。

健康保険も生命保険もきくのですかとよく訊かれます。ギャンブル障害は、アルコール依存症と同じく、ＷＨＯが認める疾患ですから、保険が有効です。仮にきかないなどと言われた場合は、弁護士や司法書士に相談するといいでしょう。訴えれば、拒否した保険会社のほうが負け、慰謝料を要求することだってできるほどです。

精神科病院の入院となると、鉄格子のはまった、自由に出入りできない病棟を想像する向きがまだあります。どんな閉鎖病棟であっても、鉄格子が廃止されて既に二、三十年になります。しかもギャンブル障害の治療は、アルコール依存症の治療同様、開放病棟で行われます。開放病棟とはいえ、門限の午後九時頃には病棟の扉は閉まり、朝開けられるのは五時半くらいです。あとは出入り自由なので、一般病院の病棟とほとんど変わりません。

昼間の出入りが自由なら、患者は出ていってアルコールを買って持ち込んだり、外で飲んだり、パチンコ店にはいってパチンコやスロットをしないだろうか、と心配する家族も多いものです。そういう場合は、追放となります。治療する気がないのですから、病棟に置いていても仕方がありません。これもまた、一般病院と同じです。内科や外科病棟でも、自分の病気を治療したい患者だけを引き受けています。治療したくない患者は、すぐに出ていってもらうのが筋というものでしょう。

従って、ギャンブル障害の治療でも、本人が入院治療をしたいかどうかを決めたうえでの入院になるのです。たいていの病院では、入院時に退院日も決めるようになっています。一ヵ月、二ヵ月、あるいは三ヵ月先が退院日で、それも患者が決めます。もちろん、途中でまだ退院の自信がなければ、三ヵ月をひと月延長することは可能です。

反対に、当初は三ヵ月の入院を予定したものの、実際一ヵ月で退院することもできます。しかし、こうした予定を縮めての退院は、たいがい失敗します。縮めたいという気持ちのなかに、早く退院してギャンブルをしたい欲求が渦巻き始めていることが多いからです。

入院治療では、規則正しい生活を基本にして、朝から夕方まで、学習とミーティングに明け暮れます。週に一度か二度は主治医や受け持ち看護師の診察や面接があります。臨床心理士による心理検査や面接もあるかもしれません。もちろん身体的な面での検査も実施されます。ギャンブル症者は不規則な生活をするうえ、ストレスの多い、かつ動かない生活を続けています。糖尿病や高血圧などの身体病も併発している例が少なくないのです。

学習面では、医師や看護師、あるいは患者OBによる講義や、ビデオによる勉強が組まれています。いずれも、ギャンブル障害という疾患の正体を学ぶためのものです。自分が罹患している病気ですから、治療の道を歩き続けるには、まずその本質を頭に叩き込んでおく必要があるのです。

ミーティングは、院内で毎日開かれ、休日の昼や平日の夜は、病院外の自助グループにも適宜連れ出されます。院内ではアルコール依存症との合同ミーティングもあるので、最初は戸惑うかもしれません。しかしすぐに、治療の心構えが似ていることに気がつくはずです。

患者だけのミーティングもあれば、家族も参加できるミーティングもあります。家族会といって、家族だけが集まり、医師や看護師から説明を受けたり、質問もできる場も、ほとんどの病院で設けられています。

院外の自助グループに参加するときは、必ずといっていいほどOBが迎えに来てくれ、終われば病院まで送ってくれます。

こうやってミーティング漬けになることによって、患者には自助グループ参加の習慣がついてくるのです。同時に、もう駄目だと諦めていた病気から、回復できるのだという希望の明かりが見えてきます。ギャンブルをやめ続けている多くのOBと接することによって、目標ができ、自分もやってみようという気になるのです。

患者が入院している間、家族は院内の家族会に参加したり、主治医と面談することもできますが、地域のギャマノンに出席することもできます。家族のほうでもギャマノンに通う習慣を身につけ、自分自身も回復しながら、患者の退院後の暮らしに害を与えない生き方を学ぶことができます。

ここで〈害を与えない〉と言いましたが、家族は知らず知らずのうちに、患者のギャンブル障害を悪化させる対応をしてきていることが多いのです。ですから、回復に向かわせるような接し方を学ぶ前に、まず害を与えない対処法を知る必要があるのです。

通院治療ではできない入院治療のよさは、もうひとつあります。それはギャンブル障害の離脱症状を、入院治療で乗り切ることができる点です。ギャンブル障害は、世間でギャンブル依存症と言われるように、依存症の側面をもっています。アルコール依存症や薬物依存症を考えてみるといいのですが、依存症の二大特徴は〈耐性〉と〈離脱症状〉です。

〈耐性〉は、アルコールで言うと、酔うのにだんだん強い、大量のアルコールが必要になる性質を言います。ギャンブルで言えば、当たらないものに賭ける、大穴ねらいになることをさします。

〈離脱症状〉は、アルコールや麻薬中毒、覚醒剤中毒を思い浮かべるとすぐ理解できるように、薬が切れる時の苦しみがそうです。ひどいときには幻覚がでますし、睡眠障害と、自律神経の嵐のような変調が起こります。息苦しさ、全身のふるえ、発汗、動悸、頭痛、口渇、焦燥などです。

アルコール依存症や薬物依存症の離脱症状のうち、最もひどいのが譫妄です。全身がふるえ、クモやネズミのような小動物が壁や布団、身体を這い回る幻視が出現し、患者は夜通しキョロキョロして、小動物を捕えようとします。

この症状が起こるのは、アルコールを切ってから三、四日目からで、こうなると患者を大部屋では治療できず、保護室に移します。症状はさらに三、四日もすれば自然におさまります。アルコール依存症や薬物依存の患者が、なかなか依存物質をやめられないのは、この離脱症状があるからです。どんな強い離脱症状も、原因物質を体内に入れると、あっという間におさまるのです。

そんな恐ろしい症状がギャンブル障害にもあるのか、という疑問をたいていの人がもつでしょう。無理もありません。ギャンブル症者は何も、アルコールや薬物に相当するものを体内に入れてはいないからです。

しかし物質の代わりに、〈行為〉への依存状態に脳と身体がなっています。その〈行為〉が中断すると、やはり同じような離脱症状が出現します。さすがに幻覚は少ないですが、不眠と焦燥のなかで競走馬の名を呼んでいた患者を私は知っています。あとで訊くと、夢うつつのなかで競馬場にいる疑似体験をしていたようです。ここまでひどくなくても、頭のなかに絶えずパチンコ台やスロット台が浮かび、競艇やオートレースの音が幻聴として聞こえたという患者は少なくありません。そして自律神経の乱れは確かに出現し、焦燥、動悸、発汗、口渇、息苦しさ、手のふるえがみられます。患者はイライラして落ちつきません。心ここにあらずといった状態になります。これだからこそ、ギャンブル症者は金と時間があると、ギャンブル場へまっしぐらに駆け込んでいくのです。しかも、ギャンブル障害の離脱症状は、アルコール依存症と違って、一ヵ月以上続きます。私は三ヵ月くらい続くのではないかという印象をいだいています。

三ヵ月といえば、アルコール依存症の離脱症状がせいぜい七日間なので、十倍以上も持続するといえます。だからこそ、ギャンブル嗜癖（しへき）の強さは、アルコールや覚醒剤、危険ドラッグよりも強力だと言われるのです。

アルコール依存症の離脱症状は、薬物療法である程度軽減できるので、通院治療でも何とか対処できます。しかし入院治療のほうが容易なことは間違いありません。

ギャンブル障害は、これに対して薬物療法がないので、入院によって長期にわたってブレーキをかけられる点で、大いに活用すべきだと思います。

大切なのは、入院治療で病気が治ったのではないということです。入院はあくまできっかけづくりであり、治療への助走でしかありません。それが内科や外科の入院とは異なる点です。退院後は、通院が必要であり、それ以上に、週一回以上の自助グループ参加が待っています。

入院中に、退院したあとどこの自助グループに通うのか、実際に参加してみたり、資料を集めたりして決めておかねばなりません。そのためには、病院の職員や自助グループのＯＢが力を貸してくれます。

十四、ギャンブル地獄生還途上の試練

週一回以上の自助グループ参加と、月一回の通院治療を続けて、ギャンブルをやめ、回復の道を歩み始めると、その先はトントン拍子に進むかというと、どっこいそうはなりません。確かに、ギャンブルをやめ続けていれば、決して悪いことは起こりません。ギャンブルを続けていたときに比べれば、地獄と極楽の違いくらい、楽な人生です。しかし人生は人生ですから、やはり山あり谷ありなのです。

最初に訪れるのは油断です。三ヵ月、六ヵ月、一年、三年といった節目節目に、この油断がやってきます。もう半年もやめているのだから大丈夫だろう。深追いしなければいいのだ。三千円くらいでとどめておけば、ギャンブルを楽しめるだろう。その証拠に、周囲にはギャンブルを楽しんでいる人間がいっぱいいるではないか。ちょっと試しにやってみるか。

これが悪魔のささやきです。悪魔のささやきは、もとはといえば本人の願望が生み出すものですから、一番弱いところをついてきます。一回くらい、いや一時間くらい、いや待てよ、試しにパチンコ店の中をうろついて、どのくらい身体が反応するか試すくらいならいいだろう。うまくいかなければすぐ店から出ればいいのだから。

このときもう脳の中のギャンブル回路は、待ち受け状態になっています。ダイナマイトの導火線の先に点火したようなものです。途中で雨が降るか、足で火をもみ消さない限り、導火線は短くなり、ついにダイナマイトに火がつきます。

回路にスイッチがはいると、つまり導火線に火がつくと、途中で消すのは至難の業です。まずは自助グループにも行かなくなり、通院治療もやめます。爆発はもう時間の問題です。

油断大敵、この四字熟語はギャンブル症者のためにあると思っていいでしょう。

第二の試練は、本人の安心感と家族の不信感の大きなへだたりです。本人は、ギャンブルをやめ続けているので、「もう自分を信用してくれ」と思います。ところが、家族はそうやすやすと信用はできません。それもそのはず、十年、二十年、三十年と、だまされ、裏切られ続けてきたのです。たかだか三ヵ月、六ヵ月、一年やめたところで、信用しろというほうがおかしいのです。

だました本人のほうは、新しい治療の道を歩み始めたのですから、人生が百八十度変わったも同然です。大仕事を成し遂げたような気持ちになります。えてして、加害者のほうは、加害の事実を忘れやすいものです。戦争と同じで、侵略者は侵略の事実を忘れても、侵略された側は、何十年何百年にわたって被害を忘れません。加害者のほうが、「水に流そう」と言ったところで、そう簡単に流せるものではないのです。

簡単に言えば、本人は治療によって回復の道を歩み始めているのに対し、家族は治療されていないので、置いてきぼりなのです。

七年間ギャンブルをやめているA患者が、自助グループの席で、こう言ったことがありました。「今まで仕事に出かける際、毎朝行って来ますと言ってきたが、女房の返事は一切なかった。ところが今朝、初めて女房が、行ってらっしゃいと言ってくれた。七年かかりました」

私はそこに、嘘をつかれ借金に悩まされ続けた妻の苦しみを見た気がしました。

またB患者は、もう三年間ギャンブルをしていないのですが、一日の勤めを終え、夕食と風呂をすませ、やっと布団にはいったとき、横に寝ている妻から突然言われたそうです。

「あんた、またパチンコしているのと違う?」

自分はやめ続けているのに、何たることを言うのかと患者は腹が立ったそうですが、ここは怒るわけにはいきません。「パチンコなどしていない。三年やめている」と、静かに答えるのが精一杯だったといいます。

ここで「俺をまだ信用せんのか」と怒っては、火に油をそそぐ結果になるので、冷静に答えるしかないのです。

C患者は、二年ギャンブルをやめているのですが、あるとき妻が自助グループに一緒に参加してくれたといいます。そこで妻がこう言ったそうです。

「夫が寝ているとき、包丁で刺してやろうと何度思ったかしれません。実際に台所から包丁を持ち出して、寝ている夫の首に当てたこともあります」

その患者は私に、「それを聞いて、心臓が止まるくらいびっくりしました」と怯えた顔をしました。そこで私は、「そこまで奥さんが悩み、思いつめているとは思わなかったのですか」と訊いたのです。

返事は否でした。やはり加害者のほうは、被害者の苦しみを理解するのがむずかしいのです。理解できないからこそ、嘘まみれ借金まみれでギャンブルを続けるのですが。

D患者の妻は子供を叱るとき、何かにつけ、「あんたはお父さんそっくりだね」と言うそうです。子供が親の言うことをきかないのも、勉強を怠けるのも、悪かったと素直に謝らないのも、みんな父親であるD患者のせいなのです。しかしここで文句を言えば、百倍千倍もの力で逆襲されるので、我慢して耐えるしかありません。

E患者は、家計が逼迫するたび、「あなたがギャンブルにお金を使わなかったら」と妻から昔のことを持ち出されるといいます。なるほどこれまでにギャンブルに費やした千五百万円があれば、子供にも服を買ってやれ、食費も切りつめなくてすみます。もう済んだことなので覆水盆に返らずですが、妻としては諦めようにも諦めきれないのです。こんなときも、患者は黙って耐えるしかありません。ゆめゆめ「もう昔のことは言うな」と怒鳴るわけにはいかないのです。

F患者は、四年ギャンブルをしていないのですが、いまだに妻から子供扱いされるといいます。「大人として認めてもらえないのは情けない、しかしこれも自分が蒔いた種です」と、耐えていく決心を新たにします。私は感心するのみです。

また若いG患者はもう三年半ギャンブルをやめているのですが、母親と一緒にテレビを見ていて、親孝行な子供が出るたび、「世の中には感心な息子がいるもんだね」と言われるそうです。そのたび、遠回しに自分が批判されているように感じます。またテレビで若者の犯罪者が報道されると、「お前も下手するとこんなになっていた」とこれまた、自分に当てつけるので、たまらないと嘆きます。

H患者は、もう三年近くギャンブルをやめているにもかかわらず、妻が発作的に暗い表情になるといいます。妻の誕生日に、靴くらい買ったらどうかと勧めたところこんな答えが返ってきたらしいのです。

「いつも祝い時には、自分へのごほうびと思って服を買ったり、下着を買ったりしていたけど、そのあと必ず、あんたがギャンブルでつくった借金がバレた。ぜいたくすると、シッペ返しが来る」

借金の露見と買い物はたまたま重なったのに過ぎないはずですが、何度も何度も裏切られてきた妻には、偶然が偶然に思えなくなってしまっているのです。夫が三年もギャンブルをやめているのは、大変な慶事ではあるのに、祝うとまたでんぐり返しがやってこないか、恐れる気持ちはそう簡単には消えません。

I患者は三年半ギャンブルをやめていますが、勤めに出ていてもほぼ一時間おきに、妻からメールがはいるといいます。用事があってそれに答えずにいると、機関銃のようにたて続けにメールがはいります。「いったいどこにいたのか怪しい」と妻が疑います。そんなとき、居場所を証明できなければ、「やっぱりパチンコ店にいたのね」となるのです。

J患者は五年パチンコをやめ、毎日三百円の小遣いで生活しているのですが、妻は最近のパチンコ状況をよく研究しているといいます。「一円パチンコができたようだけど、あなた行っていないでしょうね。三百円でもやれるのだから」と疑われます。

四年近くスロットをやめているK患者は、新聞に書いてあることを基にして何か言ったそうです。すかさず妻は「それは嘘やろ」と応じました。当の新聞を見せて、「ちゃんとここに書いてある」と反論すると、「あんたが言うから嘘よ」と一蹴されました。

このように、ギャンブル症者の家族は、過去の亡霊から十年、二十年にわたってつきまとわれるのです。ギャンブルをやめている患者がもう大丈夫だ、信用してくれと言いたい気持ちとは裏腹に、家族は過去の辛酸の記憶が、ちょっとしたきっかけでよみがえってきます。

一緒に車に乗っていても、食卓を囲んでいても、同じ部屋に寝ていても、その疑いがふっと湧いてくるのです。そうなると、念をおさずにはいられません。

「あなた、またギャンブルしているのではないでしょうね」

この言葉が、そのたびに患者の胸に刺さります。しかし患者のほうでは、「していない」としか答えようがありません。あとはぐっと我慢して沈黙するだけですが、その沈黙が、また家族を不安にさせます。言葉少なところが怪しいという訳です。

ところが、「やっていないと、何度言ったら分かるのだ」と患者が腹を立てると、さらに家族の疑惑はふくらみ、やっぱりやっているのでは、と疑われます。

あるとき、これも二年間ギャンブルをやめているL患者が、妻からさぐりを入れられました。この患者は通常の会社勤めもこなしながら、朝刊の配達もして、月々借金を五、六万円返済しています。昼食は妻が作ってくれる弁当とお茶持参ですから、一日の小遣いはわずか三百円です。しかし、何かの拍子に妻がこう言ったのです。

「あなた、またやっているのじゃない？」

債務は任意整理をしているので、もうどこからも借りられるはずはありません。それを言うと、

「三百円のうち百円を毎日ためていると、ひと月で三千円、ふた月で六千円。やろうと思えばパチンコがやれるでしょう」

そんな嫌疑をかけられては、患者も呆気にとられるだけです。毎日三百円の小遣いは、使っただけ領収書を見せて、余りは妻に返し、翌日新たに百円玉三個をもらうだけですから、ごまかしようがないのです。

こうした日々の妻の嫌みやチクリチクリを、長年ギャンブルをやめている患者は、「日々のワクチン」「回復へのクスリ」「処方薬」と思って耐え続けています。私はここにギャンブル症者の謙虚な姿を見るのです。

このような家族の側の不信感や疑心暗鬼を克服するためには、家族の側がギャマノンに通い続けるのも一案です。ギャマノンに通うことによって、家族も回復への道を歩めるようになり、患者と家族のへだたりがなくなってきます。

ギャマノンに通わなくても、毎日徹底的に語り合うことで信頼感を醸成するやり方もあります。

ある女性患者は、週二、三回自助グループに通い、共働きをしています。毎日の生活費は自分の小遣いも含めて千五百円です。夕食時に、夫に領収書を見せて使った金額を報告しますが、同時に、職場であったことや自助グループでのやりとりを個人情報は漏らさないようにして逐一細かく報告しています。そうすることによって、患者の側でも日々のグチを聞いてもらえ、夫のほうでも妻への不信感がなくなり、信頼度が増していきます。

　こうした日々の夫婦の語らいは、妻がギャンブルをしていた間は絶対になかったはずで、このカップルはようやく長年の空白を、今お互いに協力して埋めつつあるのです。

十五、ヒト社会のギャンブル行動

ギャンブル（博奕（ばくち））の定義は、英語のウェブスター辞書によると、「未来の出来事を予見するゲームに金品を賭けること」であり、広辞苑では「財物を賭け、骰子（さい）・花札・トランプなどを用いて勝負をあらそうこと」となっています。

いずれにしてもギャンブルを成り立たせる要素は、金品のやりとりと、勝ち負けを決める道具の二つです。もちろん勝負の前に、双方の間に約束ないし契約が介在します。単純といえば単純な仕組みです。

ヒト以外の動物が、ある獲物を金品としてギャンブリング行動をするとは、まず考えられません。オランウータンやイルカでも無理なような気がします。ヒトを〈ギャンブリング行動をする動物〉と定義づけてもいいのかもしれません。

財貨のやりとりの契約と、勝負の道具というわずかな二要素でギャンブルが成立するところから、ギャンブリング行動は人類の歴史とともに始まったとみていいでしょう。もちろん勝負の道具には、さまざまな文化的要因が関与します。しかもその勝負には、純粋に偶然から成るものと、ギャンブラーの技能が反映されるものがあります。丁か半かのサイコロの目は偶然ですし、コオロギの喧嘩に賭けるのには、コオロギの状態を見抜く技術がものを言います。

ヒトのこのギャンブリング行動が、いともたやすく常軌を逸する病態に至る事実も、古くから注目されていました。古代エジプトでは、ギャンブルでつくった負債を返すために、石切場の労働者になった貴族もいました。古代ローマ帝国のネロ皇帝は、サイコロゲームに毎回、今日の金額にして五百万円相当を賭けていたといいます。古代インドの叙事詩マハーバーラタには、やはりサイコロゲームにのめり込み、真珠や金を賭けることから始まり、家畜や領土も賭けて失い、最後には妻と自分までも賭けてしまった王子の話が載っています。

ギャンブリングが容易に過度な嗜癖に陥ってしまう事実を重視したのは、各時代の為政者たちです。その社会的弊害を防止、予防するために、その時々にさまざまな禁止令を出しました。

日本の例をひくと、『続日本紀』に最初の記録があります。持統天皇三年（六八九年）に双六が禁止されました。奈良の大仏開眼の翌々年、天平勝宝六年（七五四年）に出された双六禁断の法には、役人に対する細かい刑罰が決められています。

六位以下の者は杖打百度、五位の者は現職の解任、および位禄と位田の召し上げです。

四位以上の高官になると、農民を支配下におく権限、つまり封戸の没収です。領内のギャンブリング行動を知りつつ黙認する国司や郡司も、解任です。しかも密告者には位階を授け、報奨品まで与えています。役人の間に蔓延する過度なギャンブル嗜癖に、日本の古代国家がいかに苦慮していたか、この禁止令からも分かります。

その後の為政者も、この厳罰主義を変えていません。平安時代の〈平安遺文〉、鎌倉幕府の〈関東評定事書〉、室町幕府の〈建武式目〉でも、ギャンブルは禁止されています。戦国大名たちも家臣に対して法度令を出しており、武田信玄の〈甲州法度〉や長宗我部氏の〈長宗我部氏掟書〉がその代表です。

江戸時代の〈博奕禁止の法度〉、明治政府の〈賭博犯処分規則〉にも、毅然とした姿勢が表われ、ギャンブリング行動の禁止が明文化されています。

つまり、ギャンブリング行動はアヘンやコカイン同様、簡単に嗜癖に陥り、個体や社会を蝕む事実を、わが国の為政者は古くから見抜き、国家権力によって取り締まるべき対象にしていたのです。こうした危機意識の底には、ある特定の人間だけがギャンブル障害に陥るのではなく、人間誰しも環境によってこの悪癖に染まるという共通の考え方が指摘できます。

こうした認識と施策の流れが手のひらを返すように一変したのは、第二次世界大戦後です。戦後復興を掛け声にして、公営ギャンブルが花盛りとなりました。宝くじ、競馬、競輪、競艇、オートレースの五つが出揃い、六つ目のスポーツ振興くじも加わっています。さらに最近ではカジノ解禁も国会で議決されました。明治・大正以前の為政者の良識はもはや吹き飛ばされ、なきがごとしです。

しかし公営ギャンブルでは、ある程度の規制はかけられています。設置場所や宣伝方法にも制限があります。日本で問題なのは、世界的な基準とは全くかけ離れたわが国のみの施策として、パチンコ・スロットがまだまだ遊技とされている点です。

単なる〈遊技〉なので、ギャンブル産業に当然課せられるべき本来の規制がありません。野放しに等しいのです。

先ほど、ギャンブルの勝敗の決め方に、全く偶然なものと、技術を要するものがあると言いました。パチンコ・スロットは人為的に操作される機器が相手です。すべてコンピューターで制御できます。そのため胴元は、顧客のギャンブリング行動を誘発させ、維持させ、嗜癖に陥らせる、さまざまな工夫をします。その種の戦略は、規制がないのでほとんどやりたい放題です。

まず勝ち負けは偶然（といってもたいていは胴元が勝つように設定されています）なのに、ギャンブルする側の〈技術〉でどうにでもなるような錯覚を与えます。顧客はその〈技術〉をつかもうとして、深みにはまっていきます。まやかしに満ちた攻略本購入に費やす十万円、二十万円も惜しくはないようになります。

相撲界を汚染した野球賭博でも、単に試合の勝ち負けでギャンブルの内容が決まるわけではありません。試合ごとに二十数通りのハンデがあるので、賭ける側はそこに自分の〈技術〉の妙味が働くと錯覚し、深みにはまっていきます。

次に、当たり金の大きさが、初勝ちを印象づけるとともに、興奮度を高めます。大勝ちすると、それ以前の負けの口惜(くや)しさはかき消され、勝ちだけが記憶に刻まれて、自分には〈才能〉があるのではないかと錯覚します。

さらに、新台入れ替えのチラシが、毎朝束になって新聞と一緒に家庭に届けられます。おしなべて新奇なものに目がないギャンブラーは、誘惑を抑えきれません。テレビのコマーシャル、店舗周辺に林立するのぼりや派手な液晶パネルも、誘蛾灯(ゆうがとう)よろしく、顧客をおびき寄せます。

そして店内は、音と光の渦です。当たりが出ると、音と光と映像で、顧客の頭には、しっかりと条件反射の基盤ができ上がります。嫌なことをすぐにでも忘れてしまいたいギャンブル症者にとって、店内はまたとない桃源郷を提供するのです。

巧妙なのは、ニアミス（near miss）、あるいはニアウィン（near win）の仕掛けです。AAAが当たりのとき、AABやABAが出ると、誰でも「当たり損ねた」と考えがちです。「もう少しで当たる」と思います。しかし実際は、AABもACBも、はずれという点では何の変わりもないのです。

このようなギャンブル機器はＥＧＭ（エレクトロニック・ゲーミング・マシーン）といいます。ＥＧＭは人間の脳がすぐに嗜癖に陥るように、先進的な技術が施されています。ギャンブル障害は生まれるべくして生まれたと言っても過言ではないのです。その意味では、製造元責任が問われなければならず、一方で消費者被害でもあるのです。

最近では、託児所を設けるパチンコ店も多くなりました。ギャンブル場に託児所を置く国など、どこを探してもないでしょう。生まれたときから、ギャンブル場で過ごす幼児が、大きくなってどうなるのか、自明の理です。光と音とざわめき、臭いの刺激が幼い脳に刻印され、将来パチンコ店にはいったとき、母胎回帰のような安心感に包まれるはずです。

先進国では、子供や少年少女をギャンブル習慣から守る動きが盛んです。たとえば、スロットマシンの設置は、リゾート地だけに限定すべきだと、英国の精神科医たちは声を大にして訴えています。彼ら専門家が、パチンコ店に託児所という日本の話を聞けば、卒倒するに違いありません。それでも現在、英国では小さな町からロンドンまで目抜き通りには、スポーツの賭けや競馬、ルーレットなどのゲーム機が並ぶ賭け屋があります。総数八千五百店舗での年間売り上げは二兆円を超しています。これが英国ではギャンブル障害の深刻な温床になっています。

また二〇〇七年からは、パチンコ店の中にＡＴＭを設置する動きも始まりました。現在全国一万軒のパチンコ店の一割超に設置されています。上限額は設けられるものの、顧客はいとも簡単にその場でお金を引き出せるのです。高齢者をひきつける点で、パチンコ業界と銀行業界の思惑が見事に一致したのでしょう。ギャンブルの害などは一顧だにしない、儲け優先の情けない姿勢です。

米国の例をとると、州内にカジノを持つ州は、ギャンブル障害の相談や治療にも力を入れています。二十四時間態勢の電話ホットラインを設けたり、州営のロトによる収益金の一部をギャンブル障害の治療にあてたり、その研究に助成金を出したり、あるいは州立の治療機関を有していたりするのです。

日本では、二〇一八年にギャンブル等依存症対策基本法が成立し、二〇一九年にギャンブル等依存症対策推進基本計画が出されたとはいえ、公営ギャンブルを運営している自治体がそうした研究助成や治療にまで取り組んでいる話など、聞いたことがありません。精神保健福祉センターが相談窓口を置いていれば、良心的なほうです。公営ギャンブルの宣伝には熱心なくせに、相談には乗り気でない自治体のほうが多いのです。

パチンコ業界は、電話相談の窓口を沖縄につくっています。その規模は小さく、活動も地味なものです。年商が二十兆円超に及ぶパチンコ業界の息のかかった事業としてはあまりに貧弱であり、これではおためごかしの施策と勘ぐられても仕方ないでしょう。

ギャンブリング行動は、麻薬やアルコール、タバコと同じく、社会秩序や国民の生活、健康を破壊する潜在的な危険性をはらんでいます。麻薬に関しては、つとに国家的な警戒がなされ、アルコールもここ数年来、青少年への予防教育や広告の規制がなされています。タバコに至っては、わが国もこれまでの長年の無策を反省して、他の先進国同様にその害に気がつき、さまざまな規制に乗り出しています。

ひとりギャンブルのみが、世界の基準とはかけ離れた鎖国状態のなかで、三百万人超のギャンブル症者を生み出しているのです。これには、個々のギャンブルの所轄官庁が異なっていることも、大きな要因になっています。中央競馬と地方競馬は農林水産省、競輪とオートレースは経済産業省、競艇は国土交通省です。スポーツ振興くじ、いわゆるサッカーくじは文部科学省、宝くじは総務省が所轄官庁になっています。そしてパチンコとスロットは警察庁です。

ここまで管理する役所がバラバラだと、包括的なギャンブル施策を立案する気運など生まれず、ましてや予防や治療などに手を伸ばす官庁など出てくるはずがありません。どこも自分の官庁の既得権を守るべく、汲々(きゅうきゅう)として現状維持を図るだけです。

こうなると私たちひとりひとりが、ヒト社会におけるギャンブリング行動をしっかりと学び、そのうえでギャンブリング行動から必然的に生みおとされる病害を最小限に食いとめるためには、どういう施策が必要なのか、熟考し行動するしかないのです。

——Do the right thing. 正しいことをせよ。

これは私の好きな言葉ですが、個人においても、ましてや国においても、大切なことではないでしょうか。まさしく「政は正なり」（論語）なのに、現在はその正反対の施策がとられています。

単行本へのあとがき

私にはこの〝やめられない〟病気、ギャンブル障害について、忘れられない手紙があります。もうずいぶん前にいただいた手紙です。

帚木先生
　突然のお手紙をどうぞお許し下さい。主人四十六歳、わたし四十一歳、子供はおらず、主人名義の家に住んでいました。
　主人は今まで三度、パチンコ（スロット）で多額の借金をし、そのつど両親、わたしの両親、わたしのカードローンで返済してきました。今度こそパチンコはしないと約束して約一年、三月二十二日に突然家出をし、三月三十一日、自殺をしました。
　わたしが「書類がないみたいだけど――」と電話をしてから帰って来なくなったのですが、実はお客様のお金を使いこんでおり、多分その事がバレたので、家出したのだと思います。

それから次々と、お客様から主人にお金を貸したと連絡が入るようになり、その理由をお客様に訊くと、「車上荒らしにあってお金を盗まれた」「お金を落とした」などなどと主人が言ったそうです。

実は今年に入ってすぐ、「ＪＡの袋に入れたお金をコンビニで落とした。警察にも届けたけど、出てこない」と、五万円を持って行きました。

お客様からは、なぜ奥さんが知らないのかと非難をあび、主人の両親からは、お前がガミガミ言うからだと言われました。

わたしが今やっとまたウソばかりだったことに気がついたくらいですから、他人がわかるはずがありませんし、それがウソだとわたしは言いませんでした。

実はＮ新聞の三月十八日の『怖いギャンブル依存症』を夫婦で読んでいました。そのためでしょうか。遺書には「私は病気ですからもう治りません」とありました。

そしてわたしにはもう一行だけ言葉が……。全部でたった二行です。

警察の方も、なぜ奥さんに電話しなかったのか、と首をかしげていらっしゃいました。

主人は最初から最後まで本当のことは話さず、わたしにいたわりの言葉もなく死んでしまいました。

本人が何も本当のことを言わなかったため、やはりわたしが、わたしのせいなのかもしれないと、自分自身で落ち込むばかりです。

二人しかいないのに、自分（主人）が死んだら、わたしがひとりぼっちになってしまう……。そんなことも考えてくれなかったのか、と毎日毎日ひとりになって泣いています。

わたしは愛されていなかったんだと実感してしまい、泣いています。もっともっと早く、これが病気だということを知っていれば、と後悔しています。

先生、誰にも言えないので、お手紙を書いてしまいました。本当に申し訳ございません。

主人はN新聞の切り抜きを隠していました。先生の病院に行くつもりだったのかもしれません。


末尾にはちゃんと住所と名前も記されていました。私は慰める言葉もなく、いまだに返事を書いていません。

この本を書き終わった今、この本こそが、この手紙に対する返書になったような気がします。

ギャンブル障害に関する専門的な論文は二十年前から書いてきましたが、一冊の本にしたのは、二〇〇四年に新潮社から出した『ギャンブル依存とたたかう』が初めてです。
この本を読んだギャンブル症者の人から手紙をもらったのは、一年くらい前でした。
次のような文面でした。

突然の手紙で面くらわれたと思います。僕は、二年前のちょうど今頃、先生の本を読んでGAにつながり、それから今までギャンブルをやらなくてすんでいる者です。

僕がギャンブルをやらないでいるので、女房も両親も、姉二人もびっくりしています。でも一番びっくりしているのは僕です。あれだけパチンコとスロットに入れあげ、借金をつくって女房と子供を苦しめ、会社の金に手をつけては、両親や姉たちに迷惑をかけた僕が、二日でも二ヵ月でもなく、二年もやめられているのですから、不思議といえば不思議です。

あの日、僕はまたサラ金で借りた金を使ってしまい、女房や両親に申し訳なく思い、そのまま家に帰ることもできず、ふらりと大きな本屋にはいってみたのです。ぶらぶらしているうちに目についたのが先生の本でした。パラパラとめくっているうちに自分はこの病気だと思いました。

治療はGAへの参加だと書いてあったので、電話帳で調べて区の保健センターにきき、ＧＡの集会をやっている場所と曜日と時間を知りました。女房には新たな借金のことも正直に白状しました。

女房と連れだってそこに参加したのはその二日後でした。

ミーティング会場には十五、六人がいましたが、僕たちが来たのを歓迎してくれたので、びっくりしました。初めての参加者があったときには、自己紹介を兼ねてみんな自分のギャンブル歴をしゃべるらしく、いろいろ話をしてくれました。

中年の男の人が、ギャンブルの資金欲しさにこれまで三回も会社の金を横領したと言ったときも、自分も同じだと思いました。僕は二回でしたが、その人は三回目のとき、警察沙汰になり、留置場にひと月入れられたそうです。

最後に僕の番になって、自分も会社の金を使ってしまい、親や姉たちに迷惑をかけたと白状しました。こんなに人前で自分の恥を話したのは初めてです。

次に女房が涙を流しながら、苦しかったことを吐き出し、僕はその横でじっと聞いていました。しかし、女房が子供をつれて死のうとまで思っていたのは、知りませんでした。死んだら僕がギャンブルをやめてくれるだろうと思ったそうです。みなさんどうか主人をよろしくお願いします、と女房が言ったので僕も頭をさげました。

そのあとは十二ステップの中ほどのところに移りましたが、何のことかチンプンカンプンでした。

　今は任意整理したあとの借金を、毎月二万円払っています。そのために朝の新聞配達を始めて、もう一年半です。横領がバレないよう親に尻ぬぐいしてもらった会社には今も勤め、この間、主任になりました。財布にはいつも千円しか入れていません。缶コーヒーとか使った分だけ女房に毎日報告して、またつぎ足して千円にしてもらっています。弁当はつくってもらい、定期券もあるので不自由はしません。

　この間の四国への出張のときは、そこのＧＡを調べ、夜のミーティングに参加しました。事情を言うと、たいそう歓迎してくれました。

　こんなふうに普通の生活ができているのもＧＡの仲間のおかげです。自分ひとりでは、どんな小さなことでも、できなかったと思います。仲間の力です。

　先生の本に、月に一回クリニックに通った方がいいと書いてあったので、これも調べて精神科のクリニックに行ってみました。僕より若い先生は、自分は専門じゃないからと言いながらも、どこかで勉強したのでしょう、いろいろ訊いてくれます。女房はＧＡには一度行ってやめましたが、クリニックには時々ついてきます。女房からは今でも以前のことをチクリチクリとつかれますが、昔ほどではありません。

　何より、僕がＧＡにも行き、クリニックにも通っているからでしょう。

　ひとりでは何もできなかった僕が、ひとつずつできるようになったのは、ＧＡの仲間のおかげですし、まわりの人たちのおかげです。これからもミーティングには参加し続け、仲間や女房子供、両親や姉たち、まわりの人たちに感謝する気持ちを忘れずに生きていくつもりです。

最後まで読んでもらって、ありがとうございます。新しい人生へのきっかけになった本の著者に対して、お礼のつもりで書きました。

末尾には大阪のGAの名前と、アノニマスネームが書いてあるだけでした。私は嬉しくなって、さっそく色紙を買い、〈祝　断ギャンブル二年〉と書いて、そのGA宛てに送りました。

去年の夏、その人から暑中見舞いの葉書が届きました。手描きの可愛いインコの絵が添えられています。

「パチンコ、スロット　もう、しません!!

何度も失敗したから飛べるようになったんやで。

ギャンブル依存症　しげ」

どんなにひどいギャンブル地獄に堕ちたとしても、生還はできるのです。ある意味では、地獄の苦しみを味わった人ほど、回復は可能です。いや、ギャンブル症者であったからこそ、清貧ながらも精神性豊かな人生がその後約束されるのです。

ギャンブル症者という事実はもう変えられませんが、人生は変えられます。今日はその残された人生の最初の日なのです。

二〇一〇年七月

帚木蓬生

文庫版へのあとがき

本書の単行本を出して九年が経過し、わが国のギャンブル施策は大きな転機を迎えました。ギャンブル障害に真っ向から立ち向かうどころか、ギャンブルを国民に強いる方向へと舵(かじ)を切ったのです。

またこの九年間で、ギャンブルによる大きな犠牲者も出ました。バドミントン選手の裏カジノ通いと、巨人軍選手による野球賭博です。さらに相撲の貴闘力(たかとうりき)関も、大王製紙会長の井川意高(いかわもとたか)氏もギャンブル地獄に転落しています。

競馬と競艇、カジノで五億円を使った元関脇の貴闘力関がギャンブルにはまるきっかけになったのは、ギャンブルで五千円が四十万円になったからでした。また井川氏がカジノの魅力にとりつかれたのは、七十万円が四千万円、百五十万円が四時間半で二十二億円になったからだと述べています。このように大勝ちが起こると、大脳皮質に深々と刻み込まれ、永久に刻印されます。反対に、それまで大損をした事実は見事に消去されるのです。

いったんギャンブルの魔手にかかってしまうと、ギャンブル症者に特有の二つの妄想的思考が発動します。ひとつは「ギャンブルで作った借金は、ギャンブルで返さなければならない」、もうひとつは「この手元の一万円はギャンブルで増やして十万円、二十万円になる」という考え方です。この思考が、ギャンブル症者の頭の中の回路でフル回転するので、いったんはまるともうやめられません。

このカラクリに拍車をかけるのが、さまざまなギャンブルの仕掛けです。パチンコやスロットのEGMが、先端技術を駆使して、嗜癖を生み出す工夫をしている点については本文中に記しました。

問題は公営ギャンブルです。この九年で、それぞれの所轄官庁が、ギャンブルをしやすくするように次々と奇策を生み出したのです。

もともと、ギャンブルへの接近を規定する要素は、利用しやすさ（availability）と接近しやすさ（accessibility）です。この二大要素を最大限に使って、六種の公営ギャンブルは国民を眩惑（げんわく）しようとしています。

まず農水省が所轄する競馬です。競馬場は中央競馬が十ヵ所、地方競馬が十五ヵ所あります。ところがウインズなどの場外馬券売場は八十八ヵ所あって、そこに行けば他で開催中の馬券も買えるのです。さらにインターネットと電話でも購入できます。

国交省所轄の競艇は二十四ヵ所で開催され、ボートピアなどの場外舟券売場は六十九ヵ所もあります。これもまたインターネットでの購入が可能です。今や競艇では、電話とインターネットによる売上は四割を超え、競艇場の売上は三割、残りが場外での売上なのです。

経産省所轄である競輪は四十四ヵ所あり、場外車券売場のサテライトが六十六ヵ所です。この競輪の車券もインターネットで買えます。同じく経産省所轄のオートレースは五ヵ所しかないのに、場外車券売場は十六ヵ所もあります。さらに完全会員制のラ・ピスタでは、競輪とオートレースの車券が買えます。

インターネットと電話による投票が可能となれば、いつでもどこでも誰でもギャンブルができます。会社でも学校でも病院でも接近でき、利便性が上がるのです。

競馬の賭け方にも涙ぐましい工夫がされ、ＪＲＡが指定する同日の五レースの一位を当てるＷＩＮ５も導入、射幸心を煽(あお)っています。

総務省所轄の宝くじも負けてはいません。ジャンボ、ジャンボミニ、ロト7、ロト6、ミニロト、ナンバーズ、スクラッチと品数を増やし、年末ジャンボにいたっては「十億円くじ」と大宣伝しています。十億円というのは一等七億円、前後賞が一億五千万円という代物で、まとめて買わないと損というわけです。ネット販売も可能にして、三十枚セットの「3連バラ」、連番百枚セットの「福連100」、バラ百枚セットの「福バラ100」と眩惑的な命名をして大量購入を促しています。

国の教育を担う文科省所管のスポーツ振興くじも、施行から二十年が経ち、手口も巧妙さを増しています。キャリーオーバー制があって、ここでもまた最高額十億円のＢＩＧが販売の中心です。ミニｔｏｔｏ、ミニＢＩＧもあり、対象試合は海外サッカーにも拡大しました。公式サイトクラブｔｏｔｏや、提携サイトでのインターネット販売にも手を染め、それでいながら、スポーツ関連への助成は収益のわずか一割なのです。これが文科省のやることかとあきれます。

本書の単行本刊行の時点では、日本のギャンブル障害の有病率はまだ不明でした。ようやく厚労省委託の研究班が、五千人程度を対象に調査をしたのが二〇〇八年です。男性九・六パーセント、女性一・六パーセント、全体では五・六パーセントという恐るべき数字が出ました。数字がひとり歩きしたらいけないと、研究班側が公表を見送りました。その次は二〇一三年に四千人規模で調査が実施され、男性八・七パーセント、女性一・八パーセント、全体で四・八パーセントという結果が出ました。全人口に照らして五百三十六万人だと、厚労省は二〇一四年八月に発表しました。何と北海道の人口に相当する多さです。

この数字に政府は「そんなはずはない」と蒼ざめて、公言を控えました。次の再調査を急ぎ、二〇一六年に東京、大阪、名古屋、福岡など十一都市の住民二千二百人を調べ、二・七パーセントという数字を出したのです。これとて大変な数です。しかしこれは都市部のみの限定調査なので、二〇一七年に再び全体的な調査をし、男性六・七パーセント、女性〇・六パーセント、全体で三・六パーセント、有病者三百二十万人と出たのです。これも背筋の寒くなる数字で、福岡市の人口の二倍に相当します。ギャンブル障害は家族を含めた周囲にも被害をもたらす病気ですから、一千万人が苦しんでいると推測されるのです。何と国民の一割がギャンブル地獄の苦境にあるのです。

この有病率三・六パーセントという数字は、〇・二パーセントのドイツの十八倍、〇・八パーセントの英国や韓国の四・五倍、一・二パーセントのフランスの三倍、一・六パーセントの米国の二倍強という、世界に冠たるものです。

にもかかわらず、二〇一六年十一月三十日に「統合型リゾート（ＩＲ）」整備推進法案が、衆議院内閣委員会で審議開始され、わずか六時間の審議で十二月二日可決されます。これこそいわゆるカジノ法案です。引き続き衆議院と参議院での討議を経て、十二月十五日に成立します。わが国で初めて、カジノを解禁するという国家的な重要事項が、たったの二週間で決定されたのは、政府与党に何らかの思惑があったからと推測されます。

取沙汰されているのは、十一月十七日に大統領選に勝ったばかりのトランプ氏の私邸への安倍首相の訪問です。トランプ氏の財政的支援の立役者こそ、カジノ王のシェルドン・アデルソン氏です。トランプ氏自身、かつて米国東海岸のアトランティックシティにカジノホテルを所有しており、アデルソン氏とは旧知の仲です。そういう下書きがあったからこそ、審議を急いだのでしょう。

そして二〇一八年六月十五日、カジノ法案が、自民、公明両党と日本維新の会によって衆議院で強行採決されます。既にギャンブル地獄である日本で、さらにカジノを有史以来初めて解禁するという大きな舵切りであるのにもかかわらず、審議時間はたったの十九時間でした。何が何でもやっちまえという浅慮、国の行方を考えない暴挙です。

政府与党によると、カジノを創る目的は、経済効果と雇用創出、そしてカジノで得た税金でのギャンブル障害対策費の捻出です。これは全くの絵にかいた餅と言えます。

まず経済効果の嘘(うそ)です。トランプ氏とアデルソン氏がかつてカジノホテルを経営して撤退した米国東海岸のアトランティックシティを例にとると、確実に増えたのは、ホームレス、自己破産、青少年の逮捕率、児童虐待、十代での妊娠、乳幼児死亡率、エイズです。その結果、今では東海岸で最も不人気なリゾート地になっています。

十七ヵ所のカジノを持つ韓国では、唯一江原(カンウォン)ランドだけ自国民が入場でき、ここだけで他の十六ヵ所を合計した以上の収益を上げています。しかしその陰で増えたのは、ホームレスと質屋、闇金融、放火、自殺者であり、若い所帯は逃げ出して人口は減り、当初あったホテルやレストランも撤退しました。

青少年に深刻な影響をもたらしているのはシンガポールも同じで、警察の補導率と喫煙が四倍、非行と飲酒が三倍、危険ドラッグ使用が二倍に増加しています。

　第二の目論見(もくろみ)の雇用創出についてはどうでしょうか。現にいくつかの都市でカジノ学院が開校して、入学者も出ています。カジノひとつで二千人のディーラーを必要とし、他のスタッフも含めると、四、五千人の雇用が生まれ、ディーラーひとりの年収も一千万円超だと喧伝(けんでん)されています。

　しかしこれは昔で言えば博徒の仕事です。本当に生き甲斐(がい)があるかは疑わしいのです。実際に、江原ランドで働く若者の表情は暗く、マカオでも、カジノでは高学歴の人材は必要とせず、社会が本当に必要とする人材育成にはならないと憂慮されています。さらに地元の商店街では、逆に人手不足になり、地代が高騰したため店をたたむ例が増えているのです。

　第三のカジノ解禁によるギャンブル障害対策費の捻出も噴飯ものです。米国の試算では、ギャンブル症者ひとりあたりの社会的コストは一万ドルです。これには、家庭崩壊や労働力低下による損失の他に、自己破産から生活保護への転落、離婚後の母子家庭の貧困化、育児・介護でのネグレクト、犯罪被害などが含まれます。

　これを、ギャンブル症者が三百万人超いる日本に当てはめると、三百億ドル、つまり三兆円です。

ギャンブルの収益の〇・五パーセントをギャンブル障害に当てるように法律で定めている韓国でも、これでは不足であり、五パーセントないし十パーセントに上げるべきだと、現場からは悲鳴に近い声が上がっています。

ギャンブル障害の対策費を捻出するのであれば、何もカジノに頼る必要はないのです。現在でも三十兆円、何と日本のGDPの五パーセントを占めるギャンブル産業の収益から、とっくの昔に治療対策費に回してよかったのです。

安倍首相はかつて「世界一クリーンなカジノ」と豪語しました。とはいえ、その内実は、羊頭を掲げて狗肉を売るのに等しいのです。

カジノは二十四時間、三百六十五日営業です。日本人の入場料も、シンガポールよりも安い六千円です。週三日、月十回の入場が可能なので、連続三日、七十二時間の入り浸りも許されます。もうこれは、ギャンブル障害産出策でしょう。しかも射幸性の抑制も、賭け金額の制限もありません。

カジノの営業面積も広さの上限規制もありません。IRの全体面積の三パーセント以下だというのです。カジノ事業者が資金の貸付けをする「特定資金貸付業務」も認められます。ヤクザの胴元が、すっからかんになった客に、金を貸し、さらに吸い上げる仕組みです。カジノ業者を監督する「カジノ管理委員会」が設けられてはいるものの、そこにはカジノ業者も参加できます。ここにも、胴元の機嫌を損ねたくない政府と与党の本音があります。

　しかし何より問題なのは、カジノの総量規制がないことです。これはわが国に、パチンコとスロットを含めて、ギャンブル全体を監視する「ギャンブル規制局」の設置が一顧だにされていないのと、軌を一にしています。

　これがなければ、競馬の農水省、競艇の国交省、競輪とオートレースの経産省、宝くじの総務省、スポーツ振興くじの文科省、パチンコ・スロットの警察庁と国家公安委員会、そしてこれからは民間のカジノ業者が、それぞれ勝手気ままに、日本のギャンブル天国、いえギャンブル地獄化を目ざしていくのです。

　二〇一八年七月に成立した「ギャンブル等依存症対策基本法」は、〈等〉の中に、パチンコとスロットを含めているつもりでしょう。ここにも、ギャンブル障害の六〜八割の温床になっているパチンコ・スロットを、これからもゲームとして扱う汚い企(たくら)みが見て取れます。

　実にわが国のギャンブル症者とその家族は、その病に打ちひしがれているという不幸の他に、こんな国に生まれたという二重の不幸を背負わされているのです。こういう状況下で、二〇一九年五月、神奈川県精神神経科診療所協会は、横浜へのカジノ誘致反対の声明を出しました。こうした精神科医団体による反対運動が、これから大きなうねりになっていくことを願っています。

この本をまとめるにあたって、大阪の井上善雄弁護士が毎月発行されている『なくそう！ギャンブル被害』の会報には、犯罪史や法的な諸問題について大いに助けられました。井上弁護士に心より感謝します。

私が診療所を開いたのは二〇〇五年八月でした。それから十四年十ヵ月が経った今日まで、診療所を訪れたギャンブル症者の初診者数は六百九十一人、家族の相談面接は二〇七件です。

これらの臨床的な知見に基づく私自身の論考を以下に掲げます。興味のある方は読んでいただけると、細かいデータがさらに明らかになるはずです。

二〇一九年六月

帚木蓬生

参考文献

「病的賭博」森山成牀（「九州神経精神医学」38巻／一九九二年）

「アルコール依存症に合併した病的賭博」森山成牀ほか（「精神医学」36巻8号／一九九四年）

「病的賭博における離脱・解離症状および気分障害」森山成牀（「アルコール依存とアディクション」13巻2号／一九九六年）

「ギャンブルの病理」森山成牀（「臨床精神医学」30巻7号／二〇〇一年）

『ギャンブル依存症とたたかう』帚木蓬生（新潮選書／二〇〇四年）

「外来クリニックでのギャンブル嗜癖の治療」森山成牀（「精神療法」33巻6号／二〇〇七年）

「ギャンブル依存外来」森山成牀（「精神科治療学」23巻9号／二〇〇八年）

「病的賭博者100人の臨床的実態」森山成牀（「精神医学」50巻9号／二〇〇八年）

「ヒト社会のギャンブリング行動」森山成牀（「臨床精神医学」38巻1号／二〇〇九年）

「どんな人間も環境次第でギャンブル依存症という病気にかかる」帚木蓬生（『日本の論点』文藝春秋／二〇一一年）

「ギャンブル地獄の実態と治療」帚木蓬生（『依存学ことはじめ　はまる人生、はまりすぎない人生、人生の楽しみ方』船橋新太郎編：晃洋書房／二〇一一年）

「病的ギャンブリング」森山成牀（『依存症・衝動制御障害の治療（専門医のための精神科臨床リュミエール26）』中山書店／二〇一一年）

「病的ギャンブリングの今日的課題」森山成牀（「臨床精神医学」42巻9号／二〇一三年）

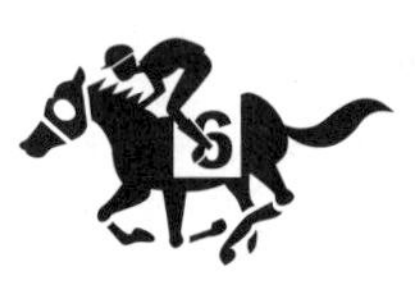

『ギャンブル依存国家・日本　パチンコからはじまる精神疾患』帚木蓬生（光文社新書／二〇一四年）
「カジノ合法化は何をもたらすか。ギャンブル依存四〇〇万人の実態」帚木蓬生（「世界」二〇一四年七月号）
「Gamblers Anonymous（GA）参加者125人の臨床的実態」森山成林（「精神科治療学」29巻11号／二〇一四年）
「ギャンブル障害の臨床」森山成林（『メンタルクリニックが切拓く新しい臨床　外来精神科診療の多様な実践（外来精神科診療シリーズ）』原田誠一編：中山書店／二〇一五年）
「ギャンブル障害　医学的見地からの分析」帚木蓬生（「現代消費者法」27／二〇一五年六月号）
「一心さんの改心」森山成林（『不安障害、ストレス関連障害、身体表現性障害、嗜癖症、パーソナリティ障害（外来精神科診療シリーズ）』森山成林編：中山書店／二〇一五年）
「ギャンブル障害は『自己責任』ではなく『国家責任』」森山成林（『不安障害、ストレス関連障害、身体表現性障害、嗜癖症、パーソナリティ障害（外来精神科診療シリーズ）』森山成林編：中山書店／二〇一五年）
「ギャンブル障害の倫理的・法的・社会的問題と治療」森山成林（「Brain&Nerve」68巻10号／二〇一六年）

「ギャンブル症者100人の臨床的実態」森山成林（「臨床精神医学」45巻4号／二〇一六年）
「カジノ解禁の愚とパチンコ・パチスロの害」帚木蓬生（「消費者ニュース」／二〇一七年四月号）
「カジノ解禁の愚と精神医学会の沈黙」森山成林（『精神症者からみたわが国の特徴と問題点（外来精神科診療シリーズ）』原田誠一編：中山書店／二〇一七年）
「原田誠一、森山成林往復書簡（ギャンブル障害について）」森山成林・原田誠一（『診断の技と工夫（外来精神科診療シリーズ）』原田誠一編：中山書店／二〇一七年）
「カジノ解禁の愚とその行方」帚木蓬生（「心と社会」No.168／二〇一七年）
「カジノ解禁の愚と精神医学会の沈黙」森山成林（「精神科」33巻6号／二〇一八年）
「ギャンブル依存」森山成林（「精神科」35巻増補版／二〇一九年）

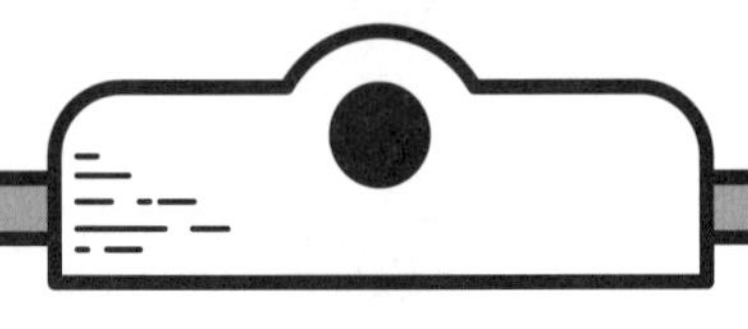

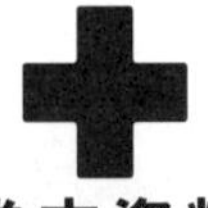

巻末資料

ギャンブラーズ・アノニマス日本

メールアドレス　gajapan@rj9.so-net.ne.jp
ホームページ　http://www.gajapan.jp/
（各地のGAミーティング会場案内図もここからダウンロードできます）

GA日本インフォメーションセンター（JIC）

〒242-0017 神奈川県大和市大和東3-14-6 KNハウス101
TEL：046-240-7279（毎月最終週の日曜日の11:00〜15:00）

ギャマノン日本インフォメーションセンター

メールアドレス　info@gam-anon.jp
ホームページ　https://sites.google.com/site/gamanonjapan/
（各地の会場案内一覧表の最新版もここからダウンロードできます）

TEL・FAX：03-6659-4879

（電話サービスの時間は、毎週月・木曜の10:00〜12:00。年末年始を除き祝日も対応）

本書は、二〇一〇年九月、書き下ろし単行本として集英社より刊行されました。
文庫化にあたり、大幅に加筆修正をしました。

本文デザイン　斉藤啓（ブッダプロダクションズ）

集英社文庫

やめられない　ギャンブル地獄からの生還

2019年8月30日　第1刷　　定価はカバーに表示してあります。

著　者　帚木蓬生
発行者　徳永　真
発行所　株式会社　集英社
東京都千代田区一ツ橋2-5-10　〒101-8050
電話　【編集部】03-3230-6095
【読者係】03-3230-6080
【販売部】03-3230-6393（書店専用）
印　刷　大日本印刷株式会社
製　本　大日本印刷株式会社

フォーマットデザイン　アリヤマデザインストア　　マークデザイン　居山浩二

ISBN978-4-08-744011-9 C0195